U0121794

周天寒

肺病证治

孙景环　主编

周天寒　主审

学苑出版社

图书在版编目(CIP)数据

周天寒肺病证治/孙景环主编. —北京:学苑出版社,
2016.7(2022.8 重印)
ISBN 978-7-5077-5062-1

Ⅰ.①周… Ⅱ.①孙… Ⅲ.①肺病辨证 Ⅳ.①R256.1

中国版本图书馆 CIP 数据核字(2016)第 179246 号

责任编辑:付国英
出版发行:学苑出版社
社　　址:北京市丰台区南方庄 2 号院 1 号楼
邮政编码:100079
网　　址:www.book001.com
电子信箱:xueyuanpress@163.com
电　　话:010-67603091(总编室)、010-67601101(销售部)
印　刷　厂:廊坊市都印印刷有限公司
开本尺寸:890×1240　1/32
印　　张:9.375
字　　数:182 千字
版　　次:2016 年 7 月第 1 版
印　　次:2022 年 8 月第 2 次印刷
定　　价:56.00 元

编　委　会

编写说明

　　周天寒老师，1952 年 1 月出生。四川（现为重庆）大足人。自幼随父周济安（已故）习医，后跟大足名医李琴舫临床。现任重庆医药高等专科学校副巡视员、主任中医师、全国中华中医药学会常务理事、科普分会副秘书长、中青年科技创新专家委员会委员、重庆市中医药学会会长、重庆市科协委员、全国名老中医药专家学术经验继承指导老师、重庆市中医药高级人才培养项目专家指导组成员、江津区人民政府科技顾问、太极集团中药二厂医药顾问、江津区十四、十五届人大代表。在国内外医学刊物上发表文章240 余篇。主编及参编著作 20 余部。中医科研成果 10 余项。

　　周天寒老师从事中医内科学教学及中医临床

工作 40 余年，尤其擅长肺病诊治。作者为周天寒老师弟子，通过整理周天寒老师以往的临床及学术经验，及弟子跟师学习多年，整理了部分恩师医案，编写本书。

本书共分五章，包括肺的解剖生理，病因及发病机理、常见证候、常用治法及方药、常见疾病等内容。较系统地阐述了中医的传统理论及实践知识，弟子介绍了周天寒老师对肺系常见疾病的治疗体会及常用方剂，对中医的传承和发展具有重要意义，可为广大中西医临床工作者参考学习。

序　言

　　吾师周天寒先生，以轩岐之术世其家。从父讳济安，擅医肺病，盛誉大足间，幼时随父侍诊；稍长，尊父命师从大足名医李琴舫，尽得其传。又曾问业于国医郭子光、王琦，析疑问难，虚心探学，艺益精。

　　周师医术广受赞誉，用方精简，常书八味之方，三剂而愈，故病家称之"八味先生"。病家求诊，扶老携幼，履穿槛破，常一号难求。周师治学严谨，博览群书，零珠碎玉，无不掇拾，择其精粹加以著述，著论文二百余篇，书籍二十余部。吾师授业四十余载，循循善诱，教人不倦，门前桃李，广遍渝州。

周师秉济安公遗愿，以济世之心，与弟子述肺病之难易。余不敏，从师三年，乃录其教诲，辑成《周天寒肺病证治》。先生治学，重学术不涉浮华，肺病理论，详慎简洁，辨析诸症，分列治法，审病处方，通灵实用。周师临证述余，肺为娇脏，不耐寒热，用药亦"娇"不可偏执，故书中之方药精简、寒热平调、平淡无华，但临证多有奇效。先生学医从《内经》始，名于肺，论述重经典，善变通，故余在周师语录之后，载有古文，未予注解，尊师不刻古而蕴古趣之意。医之贤文，实则启迪于人，善深思之，理当自见矣。不为书名异人之挺发，但求书容精博善而含章。一读步门，再读登堂，三读入室。先生医道厚朴，故本书重学术，兼有医案，美而不彰。

吾不善文辞，难书师之志。如有文误，望雅博君子斧正，亦谅予之失。

孙景环

2015 年 12 月　重庆

目　录

第一章　肺的解剖生理

中医学对于肺的解剖生理的认识，是在长期医疗实践中不断总结而发展起来的，它同经络、气血、津液等共同构成肺的系统。但是，由于历史条件的限制，古人对于肺的解剖生理认识，一方面虽然指的是形态上的实质脏器，而另一方面在更大程度上是从临床上所观察到的各种证候，结合实践作为依据而推论出来的。中医所指的肺，除解剖学上代表西医学所指的肺外，在生理功能上还包括了西医学呼吸系统、循环系统的部分功能，对水液代谢、血液循环、体温调节等也有一定作用。

第一节　中西医对肺的认识

肺位于胸中，其上满布肺管、肺络，上连气道、喉头，开窍于鼻，肺外合皮毛，其经脉下络大肠，与大肠互为表里，共同组成肺的系统。前人对于肺的解剖结构早有记载，远在两千多年前《难经·四十二难》中载："肺重三斤三两，六叶两耳，凡八叶，主藏魄。"明代医家李中梓在《医宗必读》一书中更明确指出："肺者相傅之官，治节出焉，其形四垂，附着于脊之第三椎中，有二十四空，行列分布，以行诸脏之气，为脏之长，为心之盖。是经常多气少血，其合皮也，其荣毛也，开窍于鼻。"限于历史条件影响，古人所认识到的这些不一定准确，但可以说在当时已初步形成了肺的粗略的解剖学概念，时至今天仍是可贵的。到清代，名医王清任在《医林改错》中敢于纠正前人对肺的认识，他观察到肺两叶大面向背，上有四尖向胸，下一小片亦向胸，肺管下分为两杈，每小杈长数小枝，枝之尽头处，并无孔窍，其形仿麒麟菜（注：鹿角菜之别名，亦名石花菜，生于海滨沙石间，分枝如杈，末端钝圆，形如鹿角。此比喻气管、支气管、细支气管等分布情况），肺外皮亦无孔窍，其内所存，皆轻浮白沫，肺下实无窍，亦无行气之二十四孔，改正了前人认为肺有六叶两耳的错误，他所论证的肺管及其逐级分支，就是现代生理解剖学上的气管、支气管、细支气管，更完善了中医对肺的结构认识。

现代医学认为，肺位于胸腔中，左、右各一个，成锥体形。上部叫肺尖，下部宽大叫肺底，位于膈肌之上。左肺分上、下两叶，右肺分上、中、下三叶。肺的内侧面有血管、支气管、神经和淋巴管出入肺脏，它们出入肺的部分，叫肺门。肺上连左、右支气管，左、右支气管进入肺后，像树一样反复分支，最后分成许多细小的细支气管，细支气管再分枝，末端的分枝壁很薄，由薄壁上凸出许多囊泡，叫肺泡，气管腔与肺泡腔相通，因此，呼吸时，空气进出肺泡，肺泡外面包有弹力纤维构成的支架，其中含有丰富的毛细血管网，它是机体与外界进行气体交换的地方。一个细支气管所属的组织叫一个肺小叶。肺脏的血管有两类，一类是营养支气管和肺的支气管动、静脉；另一类是肺循环的血管，即肺动脉和肺静脉，全身带二氧化碳的血经肺动脉入肺，反复分支。最后分成毛细血管网包绕在肺泡周围，在这里，血内的二氧化碳经肺泡排出体外，吸进肺泡内的氧进入血液，经交换后，带氧的血经肺静脉回到心脏……

如上所述，中医对肺解剖结构的认识源于《难经》，后世医家在此基础上，发展了对肺的认识，使中医对肺的认识日趋完善。由于西医学是在近代发展起来的医学，注重实质器官的研究，故对肺的解剖结构认识比中医更为全面，这是值得学习的。

第二节　肺的生理功能

肺主气，司呼吸，为气体交换的重要器官。肺主治节，能助心进行血液循环。肺能通调水道，能使水液下输膀胱。肺开窍于鼻，与气管、喉、鼻等连成呼吸道，为气体出入之通道，肺合皮毛，与声音的发生也密切相关。

1. 肺主气

气是人体赖以维持生命活动的重要物质。所谓"肺主气"是指人身之气为肺所主，肺有主持整个人体上下表里之气的生理功能，所以《素问·五脏生成篇》说："诸气者，皆属于肺。"《素问·六节脏象论》亦曰："肺者，气之本"。肺主气表现在两个方面，一是主呼吸之气，通过肺的呼吸，吸收自然界的清气（氧气），呼出体内的浊气（二氧化碳），不断吐故纳新，以完成人体内外之气体交换，这一点与西医学关于肺功能是进行气体交换，从外界吸入所需要的氧，以供给人体的需要，同时，排出新陈代谢时所产生的二氧化碳，以保证正常生命活动的认识是一致的。另一方面是指肺主一身之气，体内各种气机活动，营卫之气、宗气、真气的生成和盛衰，均与肺气有密切关系。肺吸入自然界的清气，与脾胃运化饮食水谷所化生的营卫之气在肺中相结合，积于胸中而成"宗气"，胸中不仅是宗气积聚之处，又是一身之气运动输布的出发点。宗气有两大功能，其一是上出于喉咙而行呼吸，它关系到语言、声音、呼吸的强弱；其二是贯心脉而行气血，凡气血的运行，以及能量的供应、寒温的调节和肢体的运动等，都与宗气密切相关。应当指出，血之运行虽为心所主，但必须在肺气畅达的情况下，才能贯心脉而通达全身。以上可见肺参与宗气的生成，而宗气又是肺主呼吸、心主血脉的动力，所以《灵枢·邪客篇》说："故宗气积于胸中，出于喉咙，以贯心脉而行呼吸焉。"真气的生成与肺关系密切，故《灵枢·刺节真邪篇》说："真气者，所受于天，与谷气并而充身者也。"这说明真气是由先天之气（即受于先天的"原气"）和后天之气（得之于呼吸之气与水谷精微）相结合而成。肺呼吸功能参与了真气的生成，真气是人体生命活动的动力，能充养全身，增强各种机能活动及抗病能力，正如《素问遗篇·刺法论》曰："正气内存，邪不可干。"其"正气"即指肺参与生成之真气。此外，卫气、营气的生成与盛衰也与肺主气功能有一定关系。总之，宗气、真气及营卫之气的生成与肺系功能的正常与否关系密切，所以《中藏经》说："肺者，生化之源。"

　　临床上如果肺气不足，不但会引起呼吸功能减弱，也会影响真气的生成，导致全身性的气虚，出现体倦无力、气短、自汗等状。肺主一身之气，五脏六腑、经络之气的盛衰，均与肺有密切关系。

2．肺主宣肃和通调水道

"宣"指宣化，即通畅之意。"肃"指肃降，即清肃下降之意。肺有宣散和肃降两方面的功能，有宣有肃，气就能出入通畅，呼吸均匀，从而保持正常的机能活动，临床上若"宣散"与"肃降"的功能发生障碍，就会引起"肺气失宣"和"肺失肃降"的病理变化，出现咳嗽、气急、喘促等症状，所以说肺气宜清肃下降为顺，壅满上逆为病。

肺主行水，通调水道，为水之上源。人体正常水液的代谢调节，是通过脾气的转输，肺的通调，肾气的蒸动，膀胱、三焦的气化共同完成的。《素问·经脉别论篇》说："饮入于胃，游溢精气，上输于脾，脾气散精，上归于肺，通调水道，下输膀胱。"即是中医对正常水液代谢的高度概括，说明人体内水液的运行、调节和排泄，不仅要有脾气的运化转输，还有赖于肺气的肃降作用，才能保持水液的正常运行并下达于膀胱，使小便通利。肺在水液代谢中所起的作用，叫作"通调水道"，而肺之所以能通调水道，生理上讲又是通过宣散和肃降两种功能来完成的，宣散能使水液敷布全身，到达皮毛，由汗孔排泄；肃降能使水液下输膀胱，由尿孔排出。临床上若肺经受邪，肺气不降，宣肃失常，通调水道功能失职，水液的输布和排泄即可发生障碍，导致水湿停留，发为小便不利、水肿等证。所以，临床上某些因于肺通调水道功能失常而出现的水液代谢障碍性疾病，中医多从肺治，每获良效。

3．肺主皮毛

肺主皮毛与肺主一身之气有关，皮毛包括皮肤、汗腺、汗毛等组织，有分泌汗液、排泄皮脂、调节体温、润泽皮肤和抵御外邪侵袭等功能。皮毛的这些功能由流布在皮毛的卫气所体现，故《灵枢·本脏篇》云："卫气者，所以温分肉，充皮肤，肥腠理，司开阖者也。"卫气之所以能发挥这些作用，主要靠肺气的宣发力量，正如《灵枢·决气篇》所说："上焦开发，宣五谷味，熏肤、充身、泽毛，若雾露之溉。"正由于肺与皮毛在生理上有着密切关系，故《素问·五脏篇》说："肺之合皮也，其荣毛也。"临床上肺气充足，则卫气旺盛，皮毛致密，人体就能抵御外邪侵袭，不易感冒。如肺气虚弱，则卫气不足，肌表不固，人体易于遭受外邪侵袭，故常有自汗，极易感冒。在另一方面，当人们感受外邪侵袭，出现恶寒、发热、咳嗽等外感表证时，经服发汗药后，汗出热退，咳嗽便见减轻。这些都说明，在生理上肺合皮毛，在病理上，外邪由肌表入侵，大多出现肺的病证，而治疗则根据"肺主皮毛"的理论，临床多从肺上论治。

4. 肺开窍于鼻

鼻腔是呼吸出入的主要通道，为肺之外窍，其有嗅觉作用。肺既主呼吸，鼻又是呼吸的通道，所以中医认为鼻为肺之窍。在生理上肺气调和，则鼻腔通畅，呼吸畅利，嗅觉正常，所以《灵枢·脉度篇》说："肺气通于鼻，肺和则鼻能知香臭矣。"在病理上肺经发生病变，往往影响于鼻腔，表现鼻腔病变，例如风寒袭肺会出现鼻塞流清涕，风热袭肺表现鼻塞流浊涕，肺热炽盛表现鼻翼煽动等。在治疗上多用辛散宣肺法从肺系论治，即是根据"肺开窍于鼻"的理论而来的。

5. 肺主声音

声音由肺气鼓动声带而发，而声带居于喉咙，喉咙是呼吸的门户，肺主呼吸，上通于喉，故肺与声音发出关系密切，肺气足则声音洪亮，肺气虚则声音低微，所以临床上通过听声音可测之病的虚实。另一方面若外感六淫，肺气壅塞，出现声音嘶哑，前人称"金实不鸣"，若肺痨内伤，肺气大伤，声音亦可嘶哑，前人称"金破不鸣"，这些都显示了声音和肺气之间的密切关系。

综上所述，肺有主气、司呼吸、主宣肃、通调水道等作用，同时与鼻、皮毛、声音也有密切的关系。肺居诸脏之首，外合皮毛，与外界直接接触，构成了机体的第一道防线，与防御功能有密切的关系，所以说它输精于皮毛，主一身之卫表。肺的主要功能在于主气，司呼吸，肺朝百脉，全身的气血津液都要经过肺，故能通调水道，参与水液代谢。临床上呼吸系统、血液循环、水液代谢、皮肤和外感疾病均与肺的功能失调有关，故这些系统的病证中医多从肺治。

附：中医古籍精选

肺为五脏华盖，统摄诸气，运行不息，乃至清之分，秋毫难犯。（《慎斋遗书·卷三·二十六字元机清》）

肺气宣发，治节全身

肺者脏之盖也。（《黄帝内经素问·卷第十三·病能论篇第四十六》）

经气归于肺，肺朝百脉，输精于皮毛。（《黄帝内经素问·卷第七·经脉别论篇第二十一》）

肺者，魄之舍，生气之源，号为上将军，乃五脏之华盖也。（《华氏中藏经·卷上·论肺脏虚实寒热生死逆顺脉证之法第二十八》）

肺为华盖，而主荣卫，故脏真高于肺，荣卫之气行焉。（《圣济经·卷一·体真篇·气形充符章第三》）

肺居胸上，覆诸脏腑，故称华盖。（《医碥·卷一·杂症脏腑说》）

注：脏真高于肺，为五脏之华盖，朝百脉而输精于脏腑。（《图书集成医部全录·卷七十二·脉法二·黄帝素问·病能论》）

肺主皮毛，为五脏之华盖，司卫外之职，各脏腑赖之以安居于内，各司其职也。（《治病法轨·上卷·论外感风寒不可泻肺》）

肺居五脏最高之部位，因其高，故曰盖。因其主气，为一身纲领，恰如华开向荣，色泽流露，轻清之体，华然光采，故曰华盖。华盖云者，古人赞美肺脏之形容词也。（《大众医药·第三编·第二十四章·卫生门·健康要览》）

肺者，相傅之官，治节出焉。（《黄帝内经素问·卷第三灵兰秘典论篇第八》）

肺与心皆居膈上，位高近君，犹之宰辅，故称相傅之官。肺主气，气调则营卫脏腑无所不治，故曰治节出焉。（《类经·三卷·脏象类》）

位高近君，犹之宰辅，故为相傅之官。肺主气，气调则脏腑诸官听其节制，无所不治，故曰治节出焉。（《内经知要·卷上·脏象》）

心为君主，肺在心外，以辅相之，心火恐其太过，则肺有清气以保护之，如师傅之辅助其君也，故称相傅之官。究其迹象，则因心血回入于肺，得肺气吹出，血中浊气，则复变红而返入于心，在《内经》乃营血与卫会于肺中之说，又即相傅之官所司职事也。西医则云：回血返入肺中，吹出血中炭气，则紫色退而变为赤血，复入于心，肺是淘汰心血之物，此即《内经》肺为相傅之义。（《中西汇通医经精义·上卷·脏腑之官》）

天气通于肺。（《黄帝内经素问·卷第二·阴阳应象大论篇第五》）

故五气入鼻，藏于心肺。（《黄帝内经素问·卷第三·五脏别论篇第十一》）

肺者，气之本。（《黄帝内经素问·卷第三·六节脏象论篇第九》）

诸气者皆属于肺。（《黄帝内经素问·卷第三·五脏生成篇第十》）

夫脏腑之精，皆上注于肺，肺主于气。（《太平圣惠方·卷第六·治肺气不足诸方》）

夫肺者，内主于气，外应皮毛。（《太平圣惠方·卷第六治肺气头面四肢浮肿诸方》）

夫肺为四脏之上盖，通行诸脏之精气，气则为阳，流行脏腑，宣发腠理，而气者皆肺之所主也。（《太平圣惠方·卷第六·治肺气喘急诸方》）

夫肺居膈上，与心脏相近，心主于血，肺主于气，气血相随，循环表里。（《太平圣惠方·卷第六·治肺脏壅热吐血诸方》）

肺为一身之华盖，张盖周身，肃令气血者也。（《神医汇编·卷二·内科论》）

肺藏魄，属金，总摄一身元气。（《周氏医学丛书·脏腑标本药式》）

夫肺为相傅之官，治节出焉，统辖一身之气，无经不达，无脏不转，是气乃肺之充，而肺乃气之主也。(《辨证奇闻·卷二·痹证门》)

惟肺也，外统皮毛，为一身之护卫。(《医旨绪余·卷上·咳嗽》)

盖肺统五脏六腑之气而主之，肾受五脏六腑之精而藏之，肾气原上际于肺，肺气亦下归于肾，一气自为升降者也。(《珍本医书集成·存存斋医话稿》)

呼出心与肺，吸入肾与肝。(《难经·四难》)

肺为诸气之门户。(《备急千金要方·卷十八·大肠腑方·咳嗽第五论》)

仁斋云：肺出气，肾纳气，肺为气之主，肾为气之本。(《医方集解·利湿之剂·加味肾气丸》)

天气至清，全凭呼吸为吐纳，其呼吸之枢则以肺为主，《内经》所谓天气通于肺也。(《三三医书·第二集·第三十种·中风论》)

肺为呼吸器官，一吸养气纳入，一呼炭气吐出，肺于以换气转血，实司人身重要之机能。

按：我国以肾间动气为呼吸之根，胸中大气主呼吸之机。[《中国医药汇海·第三编·论说部·(一)生理类·论肺之功用》]

上焦如雾。(《灵枢经·卷之四·营卫生会第十八》)

饮入于胃，游溢精气，上输于脾，脾气散精，上归于肺，通调水道，下输膀胱。(《黄帝内经素问·卷第七·经脉别论篇第二十一》)

吴昆注：肺虽为清虚之脏，而有治节之司，主行营卫，

通阴阳，故能通调水道，下输膀胱。(《素问注释汇粹·卷第七·经脉别论篇第二十二》)

张注：肺应天而主气，故能通调水道而下输膀胱，所谓地气升而为云，天气降而为雨也。(《马元台张隐庵合注素问灵枢·卷三·经脉别论篇第二十一》)

肺为水之上源。(《医方集解清暑之剂》)

肺为高清之脏，水出高源。(《成方切用卷七上·消暑门》)

肺为水源，百脉朝宗于肺，犹众水朝宗于海也。(《柳选四家医案·环溪医案·卷上·痿痹门》)

肺为娇脏，不耐寒热

五脏六腑皆令人咳，非独肺也。(《黄帝内经素问·卷第十·咳论篇第三十八》)

诸气膹郁，皆属于肺。……诸痿喘呕，皆属于上。(《黄帝内经素问·卷第二十二·至真要大论篇第七十四》)

形寒寒饮则伤肺，以其两寒相感，中外皆伤，故气逆而上行。(《灵枢经·卷之一·邪气脏腑病形第四》)

形寒饮冷则伤肺。(《难经·四十九难》)

肺病者，喘息鼻张。(《针灸甲乙经·卷一·五脏六腑官第四》)

肺者……凡虚实寒热，皆使人喘嗽。(《华氏中藏经·卷上·论肺脏虚实寒热生死逆顺脉证之法第二十八》)

形寒寒饮则伤肺，以其两寒相感，中外皆伤，故气逆而上行。肺伤者，其人劳倦则咳唾血。(《脉经·卷六·肺手太阴经病证第七》)

肺为脏主里，肺气盛为气有余，则病喘咳上气，肩背痛，汗出尻，阴股膝踹胫足皆痛，是为肺气之实也，则宜泻之；肺气不足，则少气不能报息，耳聋嗌干，是为肺气之虚也，则宜补之。（《诸病源候论·卷十五·五脏六腑病诸候·肺病候》）

凡肺病之状，必喘咳逆气，肩息背痛，汗出，尻阴股膝挛，髀腨胻足皆痛。虚则少气不能报息，耳聋嗌干。（《备急千金要方·卷十七·肺脏·脏脉论第一》）

肺主皮毛而在上，是为嫩脏，故形寒饮冷则伤肺。（《薛氏医案·难经本义·下卷》）

肺气一伤，百病蜂起，风则喘，寒则嗽，湿则痰，火则咳，以清虚之腑，纤芥不容，难护易伤故也。（《理虚元鉴·卷之二·劳嗽》）

诸气喘促，上气咳嗽，面肿，皆肺脏之本病也。（《幼科发挥·卷之四·肺脏兼证》）

肺为娇脏，既恶痰涎之裹，尤畏火炎之烁。（《本经疏证·卷六·干姜》）

肺位最高，邪必先伤。（《周氏医学丛书·幼科要略·卷上·风温》）

肺如华盖，其位高，其气清，其体浮，形寒饮冷先伤之，至于邪火克金，则伤之重也。（《不居集·不居上集·卷之二·秦越人难经·治虚损法》）

肺为娇脏而朝百脉，主一身元气，形寒饮冷则伤肺，火热刑金亦伤肺……肺位至高，六气着人，肺先受之。（《医学举要·卷四·治法合论》）

肺为呼吸之橐籥，位居最高，受脏腑上朝之清气，禀清肃之体，性主乎降，又为娇脏，不耐邪侵，凡六淫之气，一

有所着，即能致病。(《临证指南医案·卷四·肺痹》)

《经》云：咳不离肺。肺主呼吸，为声音之总司，至清至虚之腑，原着不得一毫客气，古人以钟喻之，外叩一鸣，内叩一鸣。(《医理真传·卷二》)

宣肺祛邪，滋水培土

肺为天，其位至高，其体至清，故用轻清顺利之剂投之，使肺气清肃而火易散也。(《医统正脉全书·活人书·卷四·火》)

肺位至高，六气着人，肺先受之，治肺为急，用药最贵轻清。(《医学举要·卷四·治法合论》)

盖肺乃娇脏，可轻治而不可重施。(《石室秘录·卷之三·抑治法》)

损其肺者，益其气。(《难经·十四难》)

补脾胃正以益肺气。(《周氏医学丛书·脏腑标本药式·补母》)

凡肺病有胃气则生，无胃气则死。胃气者，肺之母气也。(《医门法律·卷六·肺痈肺痿门》)

若伤于内者，正气衰，金被残贼，必于足少阴养之，使子能助母，而金气不至耗泄；于足太阴培之，使母能生子，而金气得以涵育。昔人云：补水培土，是养金善法，洵有然也。(《杂病源流犀烛·卷一·脏腑门·肺病源流》)

王节斋谓："虚劳咳嗽症，戒服参、芪，服之者必死。"继又曰："肺热还伤肺。"斯言出，而世主治肺经劳嗽者，辄以人参为鸩毒矣。手太阴肺主一身之气，气有虚有实，实者邪气实，实则脉来洪数，按之有力，此而服参，势必气高而喘，胸热而烦，药助病邪，证必增剧。……阴虚者，其热必

炽，误认为实，而投以白虎、泻白、知柏补阴之剂，则立
毙，此之虚热，非甘温不能除之也。人参味甘，气温，虽补
五脏之元气，独入手太阴一经者为最，故劳瘵而成肺经嗽咳
者，非人参不能疗。正丹溪所谓："虚火可补，参、芪之属"
是也。则是人参为补肺药也，而乃云伤肺者，以其有热故
也。然热则有虚热、实热之分，实热者宜戒，虚热者宜补。
非补其火也，补肺中之气，以生肾水耳！火之刑金也，非火
之有余，乃水之不足，故欲制相火，必壮肾水，欲壮肾水，
必滋水之母，以清金保肺，肺气旺则水溢高源，而阴虚之火
有制，则肺热可宁，舍人参不能以有济也。如不论肺之虚
实，而执肺热伤肺之论，以人参为戒，虚劳病之不死也，几
希矣！（《质疑录·论肺热还伤肺》）

　　盖肺为娇脏，为一身之华盖，宜润不宜燥，要其大法，
无非清润而已。（《神医汇编·卷一·矩·乙庚方》）

　　夫金受火制，则无健运之能，而百病生焉。药宜甘寒滋
养，使子母相生，不受火刑，其气自清，乃为良法，辛燥纯
凉之剂，不宜轻用。（《慎斋遗书·卷三·二十六字元机
清》）

　　澄按：肺为娇脏，所主皮毛，最易受邪，不行表散，则
邪留而不去，若以轻扬之剂投之，则腠理疏通，无复有变虚
损之患矣。医者不察，误用滋阴降火之剂，未免闭门留寇，
在内兴灾，以致咳嗽、失血，吐痰之症见矣，此误补之为患
也。（《不居集·不居下集·卷之七·屡散》）

第二章　肺病病因及发病机理

　　肺的病证，临床常见，综观发病之因有外感与内伤之别。病理有肺气失宣、肺气不利、肺失清肃、肺络损伤以及肺气虚、肺阴虚的不同，兹根据临床肺系疾病常见的病因及病理分节介绍于后。

第一节　病　因

　　肺系疾病病因学说由来已久，它是建立在邪气与正气相互抗争的基础之上的，肺病就是"正邪相争"。所谓正气即指肺参与生成之真气，疾病的发生与否取决于正气的强弱，故前人有"正气内存，邪不可干""邪之所凑，其气必虚"的病因学观点。所谓邪气，泛指引起疾病的各种致病因素，归纳能够造成肺系病变的原因有外感与内伤两大类，外感包括六淫（风、寒、暑、湿、燥、火）及疠虫侵袭，内伤包括劳倦、饮食、痰饮、瘀血及精神因素等。

一、外感

　　因于感受外邪所引起的肺系疾病病因有风、寒、暑、湿、燥、火及疠虫侵袭。

1. 风

　　风，作为肺系疾病的致病因子，具有范围广与变化多的特点。中医认为，风有内风外风之别，临床导致肺系病证的主要原因多与外风相关，外风指外界流动的风侵袭人体，使人受凉而引起，具有发病较急，病程不长，恢复较快，常表现怕风、皮肤发痒、游走不定的症状特点。风邪犯肺，由于肺合皮毛，主一身之卫阳，故常表现肺系卫表的一系列症状。风邪犯肺，可单独致病，亦可挟寒挟热，故临床因于外风所引起肺系病证有风邪犯肺、风寒犯肺、风热犯肺三种主要证型。

风邪犯肺：症状表现为恶风，鼻塞流涕，咳嗽，或遍身发痒，或小便不利，舌苔薄白，脉浮缓，治宜祛风宣肺。

风寒犯肺：症状表现恶寒，发热，鼻塞流清涕，咳嗽痰白清稀，舌苔薄白，脉浮紧。治宜疏风散寒，宣肺解表。

风热犯肺：症状表现恶风，发热，鼻塞流浊涕，咳嗽痰黄黏稠，舌苔薄黄，脉浮数。治宜疏风清热，解表宣肺。

2．寒

寒，作为肺系疾病的致病因子，具有伤人阳气，若由表入里，易于化热，常表现有畏寒或恶寒的特点。中医认为，寒有内寒外寒之别，外寒是由于气温降低，人体感受寒邪侵袭而引起；内寒则多为人体脏腑机能衰退所引起的寒象，属于"阳虚内寒"的范畴。寒邪犯肺，因于外寒者常挟风邪，症状表现和风寒犯肺症状相同，彼此可以互相参阅。由于寒邪具有易于化热的特点，故临床肺的疾病中表寒肺热证较为常见，症状表现身热无汗或有汗，咳喘气急，甚则鼻翼煽动，口渴，舌苔薄白或黄，脉浮数而滑。治宜宣泄郁热，清肺平喘。若素蕴痰饮，复感寒邪，寒邪引动内饮，则症状表现恶寒发热无汗，咳嗽气喘，痰白清稀，甚则喘息不能卧，口不渴，苔白滑，脉浮紧。治宜解表散寒，温肺化饮。因于内寒者可由其他脏腑生寒累及于肺，亦可因久病肺之阳气虚弱而生寒，内寒及肺，症状表现畏寒，背心长期发冷，咳嗽痰白，或喘不能卧，舌胖苔白滑，脉沉迟无力，治宜温肺散寒。

3. 暑

暑，作为肺系疾病的致病因子，具有耗气伤津，表现热证，伤络动血的特点。临床上暑邪伤肺表现有二：一为暑伤肺卫，耗气伤津；二为暑伤肺络，迫血妄行。

暑伤肺卫：症状表现身热，咳嗽，烦渴，多汗，身倦，脉浮数。治宜清暑泄热，宣肺止咳。如伤气伤津较重，则有汗出不止、气喘、脉散大等症。治宜清暑益气，生津止渴。

暑伤肺络：症状表现轻则咳嗽，痰中带血，头目不清，烦热口渴，甚则神智昏迷，心慌烦躁，喘息不宁，鼻翼煽动，面唇黧黑，咯血不止，脉虚大，治宜清暑泻火，凉血止血。

4. 湿

湿，作为肺系疾病的致病因子，具有间接犯肺，病起缓慢，缠绵不愈，常伴脾病症状，舌苔白腻，脉濡等特点。临床上湿邪常先困脾，脾失健运，聚液成痰，痰湿犯肺，症状表现咳嗽痰多，胸膈胀满，恶心呕吐，头眩心悸，舌苔白腻，脉濡滑。治宜燥湿化痰，理气和中。若痰湿郁久则可化热，痰热犯肺，发为痰热证，症状表现发热，咳嗽，痰黄黏稠，气粗息促，烦躁不安，舌苔黄腻，脉滑数。治宜清化热痰，肃肺利气。

5. 燥

燥，作为肺系疾病的致病因子，具有伤津耗液，最易伤肺，表现人体皮肤、黏膜及呼吸道干燥的特点。临床上燥邪犯肺，有凉燥与温燥之别。

凉燥：症状表现发热，微恶寒，无汗，鼻塞，咳嗽，唇干口燥，舌苔薄白而干，脉弦。治宜轻宣凉燥，宣肺化痰。

温燥：症状表现头痛身热，口渴，干咳无痰，舌苔薄白而燥，右脉数大。治宜辛凉清润，宣肺止咳。

6. 火

火，作为肺系疾病的致病因子，具有发病较急，变化较快，易伤津液，易于损伤肺络，迫血妄行的特点。火与热同属阳邪，只是在程度上的不同，热之极便是火。肺系疾病火症的产生，有直接感受温热之邪而生火，也有因感受风、寒、湿、燥之邪入里而化火，故前人有"六气皆从火化"之说。此外，脏腑机能失调，精神活动异常，如喜、怒、忧、思、恐等，也可化火，故前人有"五志动皆为火"的说法。临床上火邪犯肺，有实火犯肺、郁火犯肺、火伤肺络、迫血妄行等不同症候。

实火犯肺：症状表现发热，咳嗽，胸痛，咯痰黄稠，呼吸急促，面色潮红，口渴喜饮，小便短赤，大便秘结，舌红苔黄，脉洪数。治宜清肺泻火。

郁火犯肺：症状表现气逆咳喘，面红喉干，或咳引胁痛，或心烦易怒，舌苔黄干，脉弦数。治宜解郁泻火，清肺利气。

火伤肺络：症状表现咳嗽阵作，痰中带血，或见纯血鲜红，或见鼻衄，或兼身热烦渴，大便秘结，舌质红，苔黄而干，脉数。治宜清肺泻火，凉血止血。

7.痨虫

痨虫又称瘵虫，肺虫。它作为肺系疾病的病因之一，具有动热伤阴，传染性强，病起缓慢，易于迁延不愈的特点。中医对于痨虫的认识，由来已久，在宋代《普济本事方》直接提出了"肺虫"这一病因，如《诸虫飞尸鬼疰》篇说："肺虫居肺叶之内，蚀人肺系，故成瘵疾。"《三因方·痨瘵诸》亦明确指出"诸证虽曰不同，其根多有虫"，在治疗中提出"治瘵疾，杀瘵虫"。这些记载均说明中医在当时已认识到痨虫的存在，并认识到它具有传染性，如《医学正传·劳极门》说："其侍奉亲密之人或同气连枝之属，熏陶日久，受其恶气，多遭传染。"并有"死后复传之旁人，乃至灭门"之说。应当指出，痨虫作为肺系的致病因素，必须有一个先决条件，那就是必须在人体正气内虚的情况下，痨虫才得以乘虚而入，正如《仁斋直指方·痨瘵》说："人能平时爱护元气，保养精血，瘵不可得而传。……精血内耗，邪气外乘。"因于痨虫所引起的肺系疾病你"肺痨""痨瘵"，临床以潮热、盗汗、咳嗽、胸痛、咯血、消瘦等六大主证为特点。治宜杀虫滋阴。

二、内伤

肺系疾病与劳倦内伤、饮食不节、痰饮内停、瘀血停蓄及精神因素关系密切。

1.劳倦

正常的体力劳动和脑力劳动不会致病，但长期的过度疲劳可耗伤元气，出现精神不振，体倦乏力，动则气喘，低热自汗等肺卫气虚之证，所以《素问·举痛论》说"劳则气耗"。《素问·调经论》亦说："有所劳倦，形气衰少……"治宜补肺益气。

劳倦的另一种含义，是指房劳过度。房事不节，就会造成肾精亏损，肾与肺，金水相生，如肾精不足，不能上滋于肺，可引起肺阴虚，出现骨蒸潮热，面赤颧红，盗汗、干咳无痰，头晕耳鸣，腰膝酸软，男子遗精，女子月经不调，或声音嘶哑，舌质红，无苔，脉细数等肺肾阴虚证。治宜滋阴降火，补肺益肾。

此外，劳倦伤脾，脾气虚弱，健运失司，导致脾运化水谷精微及运化水湿的功能失调，出现土不生金或聚湿成痰的病理变化。土不生金，症状表现气短懒言，食欲不振，口淡乏味，食后胀满，咳嗽咯痰，或大便溏薄，四肢欠温，舌质淡红，苔薄腻，脉弱无力。治宜补土生金。聚湿成痰，症状表现身倦乏力，咳嗽痰多，胸脘满闷，舌质淡，苔腻，脉滑无力。治宜健脾燥湿，化痰肃肺。

应当指出，正常的体力劳动和脑力劳动不但可以创造社会财富，而且可以增强体质，是预防疾病的积极因素。

2. 饮食不节

饮食为营养的源泉，但如果没有节制，或过食肥甘辛辣，或过食生冷，均可影响脾胃功能，生湿、生热、生痰，若湿热痰上犯于肺，就可引起痰湿犯肺或痰热犯肺的病证。此种病因作为对肺来说，一般是间接的，即损伤脾胃而进一步影响肺，故治宜肺脾同治。当然也有直接影响的，古人"形寒饮冷则伤肺"之说即指此意。

3. 痰饮

痰和饮都是脏腑病理变化的产物，但又是引起多种疾病的病理因素，特别是肺的病证，与痰饮关系更为密切。痰与饮同出一源，皆由脾失健运所致，且与肺肾的关系也很密切。因于脾失健运者，系水液不能正常运化，水湿停聚即可成饮，饮若凝积又可成痰。若水饮上犯于肺，既可成饮，也可成痰，故有"脾为生痰之源，肺为贮痰之器"之说。此外，肺通调水道功能失职，津液不能正常敷布；或肾阴不足，虚热灼津，或肾阳不足，失于蒸腾，皆可形成痰饮。总之，痰饮的生成与肺、脾、肾三脏功能失调，与水液代谢障碍关系最为密切，故《圣济总录·痰饮》曰："三焦者，水谷之道路，气之所终始也。三焦调适，气脉平均，则能宣通水津，行入于经，化而为血，灌溉周身；三焦气涩，脉道闭塞，则水饮停滞，不得宣行，聚成痰饮。"痰与饮性质不一，致病各具特点，治疗也异，故临床宜区别开，正如《景岳全书·痰饮》说："痰之与饮，虽曰同类，而实有不同也。盖饮为水液之属，凡呕吐清水及胸腹膨满，吞酸嗳腐，漉漉有声等证，此皆水谷之余停积不行，是即所谓饮也。若痰有不同于饮者，饮清澈而痰稠浊，饮惟停积肠胃而痰则无处不到。"可见痰与饮是有区别的，一般说来，阴盛为饮，阳盛为痰，稠浊的即为痰，稀薄的即为饮。

（1）痰：痰的含义有广义和狭之分。狭义的痰，是指咳嗽时吐出的有形有征痰涎，与肺的病证关系最大；广义的痰，除由肺咳吐之痰外，还包括由于流注在体内其他脏器或体表而成各种各样的痰证，如某些眩晕、癫狂，肌体上的某些肿块，如瘰疬、瘿瘤等，中医认为由广义之痰所致。痰，作为肺的病因之一，可引起咳嗽、气喘、喉中痰鸣、胸部痞闷、呼吸困难等证。临床因体有虚实，正气有强弱，病程有长短，感邪有寒、热、燥、湿的不同，故常见的有四种类型：

寒痰：痰稀色白，兼有寒象。治宜温化寒痰。

热痰：痰黏稠而色黄，兼有热象。治宜清化热痰。

燥痰：痰黏而稠，不易咯出，咽喉干燥。治宜润燥化痰。

湿痰：痰多白色，易于咯出，常兼饮食不振，身倦嗜卧，舌苔厚腻，脉濡滑等湿象。治宜燥湿化痰。

（2）饮：饮是清稀而流动的液体，它和水与湿同属一类，但从发病部位来说，不如水、湿那样广泛，比较局限于某一部位。饮，作为肺的病因之一，可引起咳嗽、哮喘、呕吐清水、胸痛等病证。前人根据饮邪停留的部位不同，临床表现有异，故有痰饮（狭义的痰饮，指诸饮中的一个类型）、悬饮、溢饮、支饮之分，正如《金匮要略·痰饮咳嗽病》说："夫饮有四……有痰饮，有悬饮，有溢饮，有支饮。"《医宗金鉴·痰饮总括》亦云："阴盛为饮阳盛痰，稠浊是热沫清寒……支饮喘咳肿卧难，饮流四肢身痛溢，嗽引胁痛谓之悬，痰饮素盛今暴瘦，漉漉声水走肠间，饮留肺胸喘短渴，在心下悸背心寒。"其中悬饮、溢饮、支饮与肺系疾病关系密切，兹将其特点与治疗大法分别介绍于下。

悬饮：指饮停聚于胸胁部，症状表现胁下胀满不适，咳嗽则胸胁引痛，转侧及呼吸更甚，兼有干呕短气，舌苔白滑，脉沉弦，类似于西医学渗出性胸膜炎等疾患。治宜祛邪逐饮。

溢饮：指饮邪停聚于四肢，症状表现四肢沉重或疼痛，甚者肢体浮肿，无汗恶寒，口不渴，或兼咳喘，痰多白沫，苔白滑，脉弦紧，西医学肺气肿、肺心病可出现此种证候。治宜温散化饮。

支饮：指饮邪停聚于胸肺，症状表现咳逆喘息，不得平卧，痰如白沫量多，面目浮肿，往往经久不愈，舌苔白腻，脉弦紧，西医学肺气肿、肺心病可出现此种证候。治宜温肺化饮。

4. 瘀血

瘀血指血溢于经脉之外而积存于组织间隙的，或因血液运行受阻而滞留于经脉内以及瘀积于脏腑器官内的蓄血。作为肺的病因之一，主要与肺主气功能失调关系密切，血液的正常运行有赖于气的推动，故前人有"气行则血行""气为血帅"之说。若肺气虚弱，推动无力，或邪气壅肺，肺气郁滞，均能导致气血运行不畅，生成瘀血，瘀血阻肺，可出现呼吸不利、咳嗽胸痛、唇舌青紫、脉涩等病证。瘀血阻肺可见于肺本身病变，也可见于他脏病变，如心阳不振，瘀血内停，干及于肺，不过临床以肺本身病变多见。临床因于肺本身病变所引起的瘀血有肺气虚和邪气实的不同，因于肺气虚者，症状表现气短懒言，身倦乏力，咳嗽气喘，胸部隐痛，唇舌青紫，脉虚涩。治宜补肺益气，化瘀通络。因于邪气实者，症状表现胸部刺痛，入夜尤甚，咳嗽气急，或咳吐脓痰，其味腥臭，或发热，脉弦数或涩。治宜祛邪化瘀，活血通络。

5. 精神因素

人的精神状况和思维活动，对于肺系疾病的发生有很大影响，精神状况的变化，在中医学中概括为七情，即喜、怒、忧、思、悲、恐、惊。这些情志活动，是人体对外界环境的一种生理反应，一般说来是不会致病的，但如果情志过度的兴奋和抑制，就会伤及五脏而造成五脏的病证。反之，五脏有病也能引起情志方面的变化，当然，肺也不会例外。

七情，作为肺的致病因素，在临床上常常反映"气"和"火"的病变，表现"气"和"火"的证候。《素问·举痛篇》云："怒则气上，喜则气缓，悲则气消，恐则气下……惊则气乱……思则气结。"说明七情主要是引起气的紊乱，肺主一身之气，故七情与肺的关系是密切的。临床上因于七情所导致肺的"气"病，有肺气郁滞和肺气上逆两种。肺气郁滞，症状表现胸闷不适，或胀痛，咳嗽，或嗳气，脉弦。治宜宣肺利气。肺气上逆，症状表现咳逆上气，喘息气粗，胸中窒闷，或吐涎沫，或喉中痰鸣，脉弦滑。治宜降气肃肺。此外，因七情中悲哀过度，可出现面色惨白，神气不足，垂头丧气，叹息连声，偶有所触，即泪涌欲哭等肺气消耗的症状。治宜补益肺气。临床因于七情所导致肺的"火"病，是由于七情内结，气机郁滞，郁而化火所致，故前人有"五志动则为火"之说。如木火刑金即是肝郁化火，气火逆乘于肺所致，症状表现气逆咳嗽，面红喉干，咳引胁痛，或痰中带血，或大便干燥，小便短赤，舌质红，苔薄黄，脉弦数。治宜清肝泻肺。

第二节　病　理

肺的主要生理功能在于主气，主宣肃，主通调水道，助心调节血行，所以肺之病理表现，主要是气机升降出入的失常以及调节血液运行的障碍。归纳起来，有肺气失宣、肺气不利、肺失清肃、肺络损伤以及肺气不足、肺阴亏虚等不同病理变化。

一、肺气失宣

肺主气，司呼吸，开窍于鼻，外合皮毛，职司卫外。在正常情况下，这些功能正常，表示肺气宣畅。如因遭受外邪侵袭，或从口鼻而入，或从皮毛而受，肺卫受邪，皮毛闭塞，肺气不能宣通，可出现恶寒发热、鼻塞流涕、咳嗽等一系列上呼吸道症状。感邪之后，卫阳被遏，营卫失和，正邪相争，故出现恶寒发热等卫表之证；外邪犯肺，则气道受阻，肺气失于宣通，则见鼻塞、咳嗽等肺系之证。一般来说，肺气失宣是针对外感表证而言，由于肺外与皮毛相合，主气属卫，而卫外之气功能正常有赖于肺气宣发的力量，所以肺气失宣往往皮毛闭塞，卫阳被阻而出现表卫失和证。临床上肺气失宣多兼有表卫失和之证，反之，表卫失和亦可兼肺气失宣之证，故治宜宣肺解表。

二、肺气不利

肺主一身之气而通调水道，若因于内伤七情、劳倦、饮食以及外邪侵袭日久等致病因素，引起肺气肃降和通调水道的功能障碍，即为肺气不利。肺气不利的表现除出现咳嗽、气逆、鼻塞等症状外，还可影响水液的运行和输布，致使小便不利而出现浮肿。肺感邪之后，失于正常的肃降，清肃之令不行，气逆于上，故见咳嗽气逆等肺气不利之证。此外，痰浊阻肺，肺失宣降，气机不利，亦可出现咳嗽气逆等证。另一方面，肺经受邪，肺气不降，气机不利，失于通调水道，导致水液输布和排泄发生障碍，水湿停蓄而出现小便不利和水肿。正常情况下肺气有宣散和肃降两种运动形式，宣与肃是平衡协调的，在生理上相互为用，病理上互相影响，故临床上肺的肃降功能失调亦可引起肺的宣散功能障碍，反之，肺的宣散功能失调也可引起肺的肃降功能障碍，所以，有肺气失宣与肺气不利大致相同之说，但严格地讲，肺气失宣多对外感表证而言，肺气不利多对内伤杂病而言。治疗肺气失宣宜宣肺，治疗肺气不利宜肃肺。

三、肺失清肃

肺是主管呼吸的器官，肺气有宣有肃，气就能入能出，以清肃下降为顺，从而保持气出入通畅，呼吸均匀。若邪气犯肺（包括外感、内伤等各种病因），使肺失去清肃下降的功能，就可产生咳嗽、痰多、气促、胸部胀闷等气逆症状。肺感邪后，肺气壅塞不宣，清肃之令失常，则痰液滋生，阻塞气道，进而影响肺气之出入，因而引起咳嗽、痰多、气促、胸闷等证候，出现咳嗽、哮证、喘证等肺系疾病。肺长期失于清肃，久咳久喘，损伤肺气，肃降失常，可进一步导致肺气上逆，症状表现喘咳气逆的病情更重。临床所见的喘息型支气管炎、肺气肿，常表现肺气上逆的证候。因于肺失清肃所致的肺系病证，治宜肃肺祛邪。

四、肺络损伤

肺位于胸中，其上满布络脉（血管），朝百脉，全身血

液都要流经于肺。如外感邪热，内伤虚火，火热伤肺，损伤
肺络，迫血妄行，都可引起咳血或咯血的病变。临床上导致
肺络损伤虽然均由火热所致，但有实热和虚热的不同。实热
多因外邪郁而化热，或直接感受火热之邪，热伤肺络，或肝
胆实火，上迫于肺所致。因于实热所致的肺络损伤，症状表
现咯血量多，血色鲜红，发热面赤，舌红苔黄，脉多滑数。
治宜清热宁肺，凉血止血。虚热多因平素肺肾阴虚，阴虚生
内热，虚火灼伤肺络所致。因于虚热所致的肺络损伤，症状
表现咯血量少，或仅痰中带血，可兼见低热、午后潮热、两
颧潮红、咽喉干燥、舌红少津、脉细数等阴虚内热证。治宜
滋阴降火，宁络止血。

五、肺气不足

肺主一身之气，为真气生成之宅。五脏六腑，经络之气
的盛衰，均与肺有密切关系。如劳伤过度，病后元气未复，
或久咳久喘，耗伤肺气，使肺失于主气。肺气不足，不但引
起呼吸功能减退，也会影响真气的生成，导致全身性气虚，
出现体倦乏力、气短懒言、自汗畏风等症状。肺主气而根于
肾，宗气贯心脉而行呼吸，故肺气虚发展到一定程度时，就
会出现心气不足，表现气血凝滞，肺气不利，心血瘀阻的心
肺气虚症状，如肺源性心脏病；若肺虚及肾，又可引起肾不
纳气和心肾阳虚等病理变化，如慢性支气管炎、肺气肿、肺
心病等。治疗肺气虚宜补肺益气。

六、肺阴亏虚

肺为娇脏，怕受热灼，宜润不宜燥。如外感燥邪或外邪

化火化燥，或痨虫袭肺，或久咳伤肺，或肾精不足，气阴亏损，均可导致肺阴不足，虚火内生。肺阴来源有二，由水谷精微化生，二由肾之精气上滋于肺，故导致肺阴虚可因于邪伤肺阴，也可因于化源不足，但都表现干咳无痰，或痰中带血，或声音嘶哑，潮热盗汗，面红颧赤，舌质红，无苔，脉细数等肺阴虚证。邪伤肺阴，或精失上润，或土不生金，肺阴不足，失于濡润，肺失清肃则干咳无痰，阴虚生内热，热伤肺络，故痰中带血、潮热；虚热逼津外泄则盗汗，舌质红、无苔，脉细数均属阴虚之象。治宜滋养肺阴。

第三章　肺的常见证候

前面已述，肺的主要功能在于主气，司呼吸，通调水道，助心行血。病理情况下主要表现气机升降出入失常，故临床表现主要为呼吸系统疾病，如咳嗽、气喘、咯痰、鼻塞、失音等证候。由于病因有外感、内伤之别，病理有虚实之分，病证有寒热、虚实、表里的不同，故在辨证治疗中可分外感和内伤两大类。一般说来，外感多属实证，内伤多属虚证，外感当辨风寒燥热，内伤宜分气血阴阳，外感当祛邪，内伤宜扶正。下面应具体讲述周老对肺病常见证候的论治。

第一节　肺的虚证

一、肺气虚

可见于慢性支气管炎、肺气肿、肺结核等具有下述证候者。

【脉证】咳嗽气短，甚则喘促，痰液清稀，倦怠懒言，声音低微，形寒畏风，面色㿠白，或自汗出，舌质淡嫩，苔薄白，脉细弱无力。

【病因】病后体弱，久咳久喘，劳伤过度等。

【病机】肺气亏虚，清肃无力，津液失布，卫外不固。

【治法】补肺益气，肃肺固表。

【药物】人参、黄芪、太子参、棉花根。

【方例】补肺固表汤（《自拟方》：黄芪、太子参、白术、茯苓、陈皮、半夏、炙甘草）。

【方解】方用六君子汤加黄芪而成，方中以六君子汤补土生金，化痰肃肺，黄芪益气固表，共奏补肺益气，肃肺固表之效。

二、肺阴虚

可见于肺结核、慢性支气管炎、慢性咽喉炎等具有下述证候者。

【脉证】干咳无痰或少痰，或痰中带血，潮热颧红，手足心热，失眠盗汗，或兼口干咽燥，或声音嘶哑，舌红少津而干，脉细数。

【病因】外感燥邪，或痨虫侵袭，或肾阴亏虚，或久咳伤阴等。

【病机】肺阴不足，清润无力，虚火内生，损伤肺络。

【治法】滋阴润肺，清热降火。

【药物】沙参、百合、天冬、玉竹、知母、银柴胡、白薇、地骨皮。

【方例】二冬润肺饮（《习用方》：沙参、天冬、麦冬、知母、阿胶、杏仁、川贝、甘草）。

【方解】方以沙参、天冬、麦冬滋阴润肺，知母清热降火，阿胶敛肺止血，杏仁、川贝肃肺化痰，甘草调和诸药。临床用于肺结核、慢支炎、支气管扩张、属于肺阴虚者有较好的疗效。

第二节 肺的实证

一、风寒束肺

可见于感冒、急慢性支气管炎、支气管哮喘、急性喉炎等具有下述证候者。

【脉证】咳嗽或气喘，痰多而清稀，鼻塞流涕，恶寒发热，头身疼痛，无汗，舌苔薄白，脉浮紧。

【病因】外感风寒，或素有痰饮，复感风寒。

【病机】风寒犯肺，肺气失宣，或痰饮内阻，肺失肃降。

【治法】宣肺散寒或宣肺化饮。

【药物】麻黄、桔梗、桂枝、细辛、生姜、半夏、陈皮、金沸草、前胡。

【方例】麻黄汤（《伤寒论》方：麻黄、桂枝、杏仁、甘草）或小青龙汤（《伤寒论》方：麻黄、桂枝、细辛、半夏、干姜、五味、白芍、甘草）。

【方解】麻黄汤中麻黄发散风寒，宣肺平喘为主药；桂枝发表解肌，温经通阳，助麻黄发汗解表，为辅药；杏仁降肺气，助麻黄以平喘；甘草甘缓，为使药，合用有散寒解表、宣肺平喘的作用，故适用于风寒犯肺、肺气失宣的证候。小青龙汤中以麻黄、桂枝发汗解表，宣肺平喘；白芍配桂枝调和营卫；干姜、细辛、半夏温肺化饮；五味子与干姜细辛相伍，散中以收，恐防正气耗散太过；甘草调和诸药，共同起到解表散寒、温肺化饮之效，适用于风寒客表、水饮内停的证候。

二、邪热犯肺

可见于感冒、急慢性支气管炎、肺炎、肺脓疡等疾病具有下述证候者。

【脉证】咳嗽喘促，痰黄稠，或咳吐脓血，气味腥臭，或咳引胸痛，或发热恶风，或鼻翼煽动，或心烦口渴，咽喉肿痛，大便干结，小便赤涩，舌红而干，舌苔黄燥而干，脉数。

【病因】风热上受，或寒郁化热，或痰热内积等。

【病机】热邪蕴肺，肺失清肃，或凌热壅肺，肺气壅塞。

【治法】清肺泄热或清肺化痰。

【药物】桑皮、黄芩、石膏、鱼腥草、黄荆子、冬瓜仁、大贝母等。

【方例】银翘麻杏石甘汤（《习用方》：银花、连翘、麻黄、杏仁、石膏、甘草）或黄荆八号方（《自拟方》：黄荆子、土黄连、麻黄、石膏、半夏、前胡、紫菀、甘草）。

【方解】银翘麻杏石甘汤中银花、连翘清热疏风，麻黄、杏仁、石膏宣肺泄热，甘草和中，共奏宣泄郁热、清肺平喘的作用，适用于邪热蕴肺，肺失清肃的证候。黄荆八号方以石膏、土黄连清热泻火，麻黄、黄荆子宣肺平喘，半夏、前胡、紫菀化痰止咳，甘草调和诸药，合用起清热泻火、平喘化痰的作用，适用于痰热壅盛，肺气壅滞的证候。若系肺痈又宜改用加味千金苇茎汤（《习用方》：银花、连翘、苇根、苡仁、桃仁、冬瓜仁、鱼腥草、桔梗）。

三、燥热伤肺

可见于秋令所患感冒、急慢性支气管炎、肺结核等具有下述证候者。

【脉证】干咳无痰，或痰少而黏，咯痰不爽，鼻燥咽干，喉痒，或有发热，或咳引胸痛，舌红少津，苔薄黄，脉细数。

【病因】外感秋燥，或燥热伤津。

【病机】燥伤肺津，肺失清润，宣降失常，气机不利。

【治法】清肺润燥，宣肺止咳。

【药物】桑叶、沙参、麦冬、杏仁、枇杷叶等。

【方例】桑杏汤加减（《习用方》：桑叶、菊花、杏仁、沙参、麦冬、象贝、枇杷叶、连翘、甘草）。

【方解】方取桑叶、菊花宣散燥邪，沙参、麦冬润肺生津，象贝、杏仁、枇杷叶化痰止咳，连翘、甘草清泄郁热，合用共奏轻宣燥热、润肺止咳的作用。若由肺波及于胃，出现咽干口渴、干咳无痰、不思饮食、舌干无苔等燥热伤津、肺胃阴虚之证时，又宜改用沙参麦冬汤（《温病条辨》方：沙参、麦冬、扁豆、花粉、玉竹、桑叶、甘草）。

四、痰浊阻肺

可见于喘息型支气管炎、支气管扩张，肺气肿、结核性胸膜炎等具有下述证候者。

【脉证】咳嗽气喘，喉中痰鸣，痰多黏稠，或胸闷气促，不能平卧，或形寒怕冷，或恶心呕吐，舌苔白腻，脉滑。

【病因】形寒饮冷，或劳倦伤脾，或饮食所伤。

【病机】痰浊阻肺，肺失宣降，气机升降失调。

【治法】泻肺涤饮，燥湿化痰。

【药物】葶苈子、苏子、白芥子、半夏、陈皮等。

【方例】四子二陈汤（《习用方》：葶苈子、苏子、白芥子、莱菔子、半夏、茯苓、陈皮、甘草）。

【方解】方取三子养亲汤合二陈汤加葶苈子。方中以四子泻肺涤饮，降气化痰；二陈汤燥湿化痰，理气和中，合用有泻肺水、涤饮邪、降逆气、化痰浊的作用。

第三节　肺的兼证

一、肺肾阴虚

可见于肺气肿、肺结核、喉结核等具有下述证候者。

【脉证】咳嗽痰少，或喘促难续，动则尤甚，头晕耳鸣，腰膝酸软，五心烦热，盗汗遗精，或声音嘶哑，舌质红，无苔，脉细数。

【病因】劳倦内伤，久咳久喘，痨病日久。

【病机】肺肾阴虚，金水不生，肺不主气，肾失纳气。

【治法】滋补肺肾。

【药物】熟地、玄参、麦冬、鹿衔草。

【方例】麦味地黄汤（《医级方》方：麦冬、五味子、熟地、枣皮、丹皮、泽泻、茯苓、淮条）。

【方解】方用六味地黄汤加麦冬、五味子而成。以六味地黄汤滋阴补肾，麦冬、五味敛肺生津。若喘甚宜加胡桃白果补肺平喘，如兼气短懒言、身倦乏力等气虚见证，又宜加人参名生脉地黄汤，有滋补肺肾、益气养阴之功。

二、肺脾两虚

可见于慢性支气管炎、支气管哮喘、肺结核等具有下述证候者。

【脉证】咳嗽气喘，痰多清稀，自汗畏风，易于感冒，兼见食欲不振，口淡无味，脘腹胀满，大便溏薄，舌淡苔白，脉弱。

【病因】饮食劳倦，久咳久喘，肺痨后期。

【病机】肺脾气虚，清肃无力，健运失司。

【治法】补脾益肺。

【药物】党参，黄芪、白术、扁豆等。

【方例】补肺固表汤（见肺气虚）。

【方解】（见前）。

三、心肺气虚

可见于肺气肿、肺源性心脏病、心力衰竭等具有下述证候者。

【脉证】久咳不愈，心悸气短，面色㿠白，甚至口唇青紫，或喘促不能平卧，或自汗畏风，舌淡，脉细弱。

【病因】久病失治，由肺及心。

【病机】心肺气虚，推动无力，肺失清肃，心失鼓动。

【治法】补肺益心。

【药物】人参、黄芪、枣仁、黄精等。

【方例】加味保元汤（《习用方》：太子参、黄芪、肉桂、炙甘草、丹参、远志、贝母、五味子）。

【**方解**】方取太子参、黄芪、炙甘草益气，肉桂温心阳，丹参活血，远志祛痰宁心，贝母化痰止咳，更以五味子收敛肺气，全方共起补肺宁心、益气化痰之效。如兼畏寒肢冷、脉细欲绝等阳虚见证时，宜加附子温阳益气。

第四章　肺病常用治法及方药

　　肺的疾病虽多，但主要表现虚实两个方面。因于实者常见于外邪干及或痰热饮邪蕴肺，引起肺气失宣，肺失清肃，肺气上逆等病理变化，临床表现咳嗽、气喘、胸闷、咯痰、鼻塞流涕、失音、小便不利、浮肿等证；因于虚者常见于脏腑内伤而引起肺气不足或肺阴亏虚，临床表现久咳、痰多、气短、神疲、自汗或干咳、少痰、咽干、潮热、盗汗等。治疗上总宜分清虚实，以法制方。查阅古籍，祖国医学对肺系疾病的治法极多，但其中有的治法，名异而义同，归纳起来临床治肺常用的有宣肺、清肺、泻肺、降肺、温肺、润肺、滋肺、补肺，敛肺、止肺血等法。

第一节　宣　肺

　　宣肺法：即宣通肺气之义，是针对肺气失宣而设的。肺主气，司呼吸，空气的吸入和浊气的呼出主要是由肺来完成的，肺有宣发和肃降两种运动形式，肺有宣有肃，气才能入能出，吸入空气，呼出浊气。若外感风寒，风热之邪，内侵于肺，肺的宣发和肃降功能就会失调，即可引起鼻塞流涕、咳嗽发热等肺气失宣之证。治疗当宣通，临床常选用辛味之药如桔梗、前胡、五皮风等，即《内经》谓"辛以散之"之意。桔梗苦、辛、平，开宣肺气，祛痰排脓，《药性本草》

谓："消聚痰涎，去肺热气促嗽逆。"前胡苦、辛、微寒。宣肺疏风，祛痰止咳，《本草纲目》概括其有"清肺热、化痰热、散风邪"的功效。五皮风也有很好的宣肺止咳作用，是临床宣肺常用之药。一般说来，因于风寒所致的肺气闭塞兼恶寒发热，头身疼痛，吐痰稀薄，舌质多无明显变化，苔薄白而滑，脉浮紧。治宜疏风散寒，宣肺止咳。方如加减杏苏散（《习用方》：杏仁、苏叶、前胡、五皮风、桔梗、麻黄、生姜、大枣、甘草）。因于风热所致的肺气失宣常兼发热恶风，头昏闷胀，吐痰黄稠，舌质红，苔薄黄，脉浮数。治宜疏风清热，宣肺止咳。方如桑菊饮（《温病条辨》方：桑叶、菊花、杏仁、桔梗、连翘、薄荷、芦根、甘草）。前面已述，肺有宣发和肃降两种运动形式，正常情况下是有宣有降，从而保持宣降平衡，若宣发失常必然会影响其肃降功能，故临床宣肺又宜降肺，桔梗配合杏仁，一宣一降，使肺气宣肃有常，诸症得解。据《本草经》最早记载杏仁"主咳逆上气……下气"，《本经逢原》除明确指出本品能"平喘"外，又补充甜杏仁"止咳下气，清心腹逆闷"，又根据"诸子皆降"之理，可见杏仁降肺气是无可非议的。根据肺气有宣与降的两个生理功能，病理情况下互相影响，故个人认为宣肺不可忽略降肺，正如前人在配伍桑菊饮、杏苏散等方中均以桔梗配杏仁，其道理即在于此。此外，由于肺主皮毛而司卫气，肺气失宣往往影响皮毛的开阖，卫气的卫外作用失调，故常伴表卫失和之证，出现恶寒、发热的症状，因此宣肺离不了疏表，疏表也必须通过宣肺，所以临床疏表常与宣肺同用，使邪从皮毛而出，达到治外愈内、治内外愈的目的。

第二节　清肺法

清肺法：即清肺上热邪之义，是根据"治热以寒""温者清之"的原则，针对肺热而设的。肺居上焦，为五脏六腑之华盖，外合皮毛，风热或风寒入里化热以及燥邪外侵，首先犯肺，肺受热扰，清肃不利，出现发热、咳嗽、气急、喘促、胸痛、吐痰黄稠、口渴、大便秘结、小便黄赤、舌红苔黄、脉洪数等肺热证。治宜清肺泻热，药如知母、瓜壳、芦根、海浮石等。知母苦、寒，《本草纲目》谓本品"清肺金而泻火"。瓜壳甘、寒，《本草纲目》载能"润肺燥、降火、治咳嗽"。芦根甘、寒，《别录》谓治"消渴客热"。海浮石咸、平，《本草衍义补遗》载"清金降火、消积块、化老痰"。可见它们都具有清肺热作用，临床常用方如清金化痰汤（《统旨方》方：黄芩、栀子、麦冬、桑皮、贝母、知母、瓜蒌仁、橘红、茯苓、甘草）。

由于肺热壅盛，热灼津液极易成痰，而形成痰热壅肺之实热证，所以清肺热需要配伍清化热痰药，以免热去而痰留，痰留郁久便能化热化火，以致变生他证。又因热之极便是火，火之极便是毒，故临床清肺热常加清热解毒药，如银花、连翘、大青叶等，效果更好。此外，肺与大肠相表里，肺热下移于大肠常引起便秘，也有因大肠热结循经上扰而致肺热的，临床当分清主次。因于肺热所致的便秘宜用全瓜蒌，剂量宜重，必要时加大黄，使热从大便而出；因于大肠热结所致肺热的，宜通里攻下，可用调胃承气汤（《伤寒论》方：大黄、芒硝、甘草），使腑气得通，肺热也随之而解。

第三节　泻肺法

　　泻肺法：又称泻白，即清泻肺内伏热或水饮痰浊的方法，是根据"实者泻之"，针对痰热、水饮犯肺而设的。肺乃娇脏，不耐寒热。若外感风热或风寒入里化热，内蕴于肺，或水饮痰浊上犯于肺均可导致肺的清肃失常，出现咳嗽、气喘、胸满气粗、口渴烦热，舌红苔黄、脉洪数等肺热壅盛症状或痰涎壅盛、咳喘胸满、不能平卧、心悸浮肿等水饮犯肺症状。治宜泻其肺内伏热或水饮，使伏热水饮得去，肺清肃有常，诸症自除。泻肺内伏热常选桑白皮、地骨皮、枯芩等。桑白皮、微苦寒，《别录》用以"去肺中水气、唾血热渴，水肿腹满"，《药性本草》谓"治肺气喘满"。地骨皮甘、淡、寒，《汤液本草》载"泻肾火、降肺中伏火，去胞中火，退热"。枯芩苦、寒，《别录》载"疗痰热"。可见桑皮、地骨皮、枯芩均有清肺泻热之效，临床代表方泻白散（《小儿药证直诀》方：桑白皮、地骨皮、甘草、粳米）就是以它们为主药组合而成的，具有清肺泻热、平喘止咳的作用。若肺热甚，还可加枯芩、鱼腥草、芦根、黄荆子等。泻肺水常选葶苈子、芫花、桑皮等。葶苈子苦、辛、大寒，《药性本草》谓其"疗肺壅上气咳嗽，止喘逆，除胸中痰饮"。芫花辛、温，《本草经》记载治"咳逆上气"，《别录》谓能"消胸中痰水"。临床泻肺水方剂葶苈大枣泻肺汤（《金匮要略》方：葶苈子、大枣）、十枣汤（《伤寒论》方；芫花、甘遂、大戟、大枣）均以它们为主药，具有泻肺行

水、下气平喘、攻逐水饮的作用，是近年来治疗水饮犯肺所
致的肺源性心脏病以及渗出性胸膜炎胸水常用方剂之一。

由于邪热壅肺，灼津为痰，痰热互结，故临床泻肺热常
佐以清化热痰药，如瓜蒌、海浮石、象贝等，以免热去而痰
留，痰留化热，使肺热更甚。临床泻肺水多用于实证，对体
虚邪实非泻不可者，应先补后攻或先攻后补，总宜对症用
药，中病即止，以免耗伤气阴。

第四节　降肺法

降肺法：即降肺上之逆气，是针对肺气上逆而设的。肺
主气，以肃降为顺，上逆为病。风寒、风热或痰浊犯肺，肺
失肃降，逆而不顺，发为咳嗽气喘，呼吸迫促，胸胁胀满之
症。治当降气肃肺，药如苏子、杏仁、白芥子、莱菔子等。
苏子辛、温，《别录》载能"下气，除寒中"，《本草纲目》
谓能"行气宽中，消痰利肺"。白芥子辛、温，《别录》谓
能治"胸膈痰冷上气"，《本草纲目》概括能"利气豁痰"。
莱菔子辛、甘、平，《本草纲目》载能"下气定喘治痰"。
可见它们均有降肺气作用，临床降肺气常以它们为主药，方
如三子养亲汤（《韩氏医通》方：白芥子、苏子、莱菔子）。
又因感邪有深浅，邪有寒热之不同，体有虚实之别，故临床
又当分清寒热虚实，辨证选方用药。大凡风寒气逆者，可用
三子养亲汤加麻黄、桂枝，里寒甚者加姜、细辛。风热气逆
者，宜用桑菊饮加枇杷叶。痰热气逆者，宜用麻杏石甘汤加
半夏。脾虚痰浊上逆者，宜用六君子汤合三子养亲汤。脾阳
虚衰，水饮上逆者，宜用苓桂术甘汤合三子养亲汤。若属下

虚上实的寒痰上逆者，又宜选用苏子降气汤（《太平惠民和剂局方》方：苏子、陈皮、半夏、当归，前胡、肉桂、厚朴、甘草）。

如上所述，肺气上逆有虚实寒热之分，故降肺气宜辨清正气之强弱，感邪之性质，病情之轻重，分清标本缓急，在降气的基础上，有虚补虚，有热清热，有寒散寒，有痰祛痰。所有这些，都应辨别清楚，务使遣方用药切合病情。

第五节　温肺法

温肺法：即温散肺之寒邪，是根据"寒者温之"，针对肺寒而设的。肺为娇脏，不耐寒侵，外寒犯肺或内寒上犯均可影响肺的主气功能，肺受寒袭，清肃失司，出现咳嗽气喘、痰涎清稀量多、背心冷等症。治当温肺散寒，药如干姜、细辛等。干姜大辛、大热，《本草经》载能治"胸满咳逆上气"，《本草经读》谓其"为脏寒之要药也"。细辛辛温，《本草经》谓治"咳逆上气"，《别录》载能"下气、破痰"。这是临床温肺散寒最常选的药。由于寒有内寒外寒之别，因于外寒所致者常兼恶寒发热，头痛无汗，鼻塞流涕，苔白滑，脉浮紧而滑，治宜散寒解表，温肺化痰。方如小青龙汤（《伤寒论》方：麻黄、白芍、细辛，干姜、桂枝、半夏、五味、甘草）。因于内寒引起的常兼痰涎多，胸满呕逆，舌苔白滑，脉沉迟，治宜温肺化饮，方如苓甘五味姜辛汤（《金匮要略》方：茯苓、甘草、五味、干姜、细辛）。若肺寒兼气短懒言，体倦无力等气虚之象时，宜加党参、黄芪补益肺气；若伴有畏寒神怯、四肢不温等阳虚见证时，又宜加附片温阳散寒。

应当指出，肺寒有内寒与外寒的不同，外寒宜表散，内寒宜温化，外寒失于表散则入里化热，内寒失于温化郁久也可化热，化热即应佐以清热，临床凡见肺寒患者出现口渴之症，说明寒邪已经有化热趋势，如小青龙汤加石膏汤证，就是例证。此外，温肺之药多辛温香燥，能燥热伤阴，故不宜久用。

第六节 润肺法

润肺法：即清热润肺之意，是根据"燥者润之"针对燥邪犯肺而设的。燥邪犯肺，易伤肺津，肺失清润，出现唇燥咽干、咳痰不爽、口鼻干燥、皮肤干燥等症。治宜润之，临床常选润肺药如沙参、杏仁、梨皮、麻仁等。由于燥有凉燥温燥之别，故治疗也有辛开温润和辛凉甘润的不同。凉燥偏于寒，表现发热头痛，咳痰清稀，唇干鼻燥，舌苔薄白，脉浮。治宜辛开温润，疏邪宣肺。方如杏苏散加减（《习用方》：杏仁、苏叶、京夏、陈皮、茯苓、前胡、桔梗、沙参、甘草）。温燥偏于热，症见头痛发热，咳嗽痰黏或干咳无痰，咽鼻干燥，舌干少津，脉数。治宜辛凉甘润，宣肺止咳。方如桑杏汤（《温病条辨》方：桑叶、杏仁、象贝、栀皮、沙参、香豉、梨皮）。若表邪已去，症见发热，气逆喘呕，干咳无痰，咳嗽痰中带血，口燥渴，舌质红，苔干黄，脉细数等症时，为燥热已伤阴之象，又宜养阴润燥，方用清燥救肺汤（《医门法律》方：沙参、火麻仁、石膏、杏仁、阿胶、麦冬、枇杷叶、桑叶、甘草）。

第七节　滋肺法

　　滋肺法：即滋养肺阴之义。是针对肺阴不足而设的。《素问·经脉别论篇》云"脾气散精，上归于肺"，肺受脾气上输的水谷精气所滋养，又受肾水的濡润，从而保持肺之主气功能正常。若久病失调或邪热燥气犯肺，或肾水亏虚，失于上润，均可耗伤肺阴，使阴津不足，失其滋润，出现干咳无痰或痰少而黏、痰中带血、咽干、声音嘶哑、潮热盗汗、五心烦热、舌红少津、少苔或无苔、脉细数等肺阴虚证。根据"虚则补之"的原则，阴虚宜滋补，临床常选沙参、天冬、麦冬、玉竹等药。《本草纲目》谓沙参能"治久咳肺痿"，《药性本草》谓天冬"治肺气咳逆，喘息促急，肺痿生痈吐脓，除热"，《日华本草》谓麦冬"治五劳七伤……止嗽，定肺痿吐脓"，玉竹能"除烦热，止消渴，润心肺，补五劳七伤"，说明沙参、天冬、麦冬、玉竹实为滋养肺阴之要药。方如沙参麦门冬汤（《温病条辨》方：沙参、玉竹，桑叶、麦冬、扁豆、花粉、甘草）。若因于肾水不足，失于上润所致的肺阴不足，常兼有腰膝酸软，头晕耳鸣，遗精盗汗等肾阴虚证，又当选用百合固金汤（《医方集解》引赵蕺庵方：生地、熟地、玄参、当归、白芍、百合、麦冬、贝母、桔梗、甘草）润肺滋肾，金水并调。还有都气丸（《医宗己任编》方：熟地、茯苓、枣皮、怀山药、丹皮、泽泻、五味子）、麦味地黄汤（前方加麦冬）亦可选用。

　　应当指出，阴虚生内热，阴愈虚，热愈甚，热甚则阴更虚，故养阴常须配伍清虚热药，如地骨皮、青蒿，鳖甲等，使阴得补，虚热得清，诸症得愈。

第八节 补肺法

补肺法：即补益肺气之义，是根据"损者益之"的原则，针对肺气虚弱而设的。肺主气，其吸入自然界的空气是生成真气的重要组成部分。《灵枢·刺节真邪篇》云："真气者，所受于天，与水谷气并而充身者也。"此说明真气的来源一由肺吸入自然界的空气，二由饮食物通过脾胃消化后产生的营养物质相结合，积于胸中的上气海（膻中穴）成为"宗气"，"宗气"再与肾中的精气相结合，即成为充养全身之"真气"。若久咳久喘或久病及肺，均可影响真气的生成、分布与调节，即已出现面色㿠白，食欲不振，体倦无力，气短自汗，声音低弱等肺气虚见症。治疗当补益肺气，临床常选药物如党参、黄芪、太子参等。党参甘、平，《本草纲目拾遗》载"治肺虚，能益肺气"。黄芪甘，微温，《本草经》谓能"补虚"，《日华本草》载能"助气"。临床肺气虚有因单纯肺气虚者，但更多见的是因脾虚及肺，土不生金，以致肺气虚弱，故益肺气有直接益气与间接益气的不同，前者宜直接补肺气，后者宜通过补脾而达到益肺气的目的，即前人"补土生金"法。前者可用东垣黄芪汤（人参、黄芪、甘草），后者宜用四君子汤（《太平惠民和剂局方》：党参、白术、茯苓、甘草）。由于肺合皮毛，主气属卫，肺气虚则表卫不固，易遭外邪侵袭，故益肺气要注意患者是否兼有邪气，若兼邪气则宜扶正祛邪，如临床常用益气固表方玉屏风散（《世医得效方》方：黄芪、防风、白术），即是扶正祛邪的代表方剂。又因肺为"水之上源"，有通调水道的作用，脾主运化，有转输水湿的功能，若肺脾气虚，肺失通调，脾失健运，则水湿内停，停久成痰，痰阻肺管则咳，痰阻气道则喘，故又宜在补肺益脾的基础上佐以祛痰，方如六君子汤（《医学正传》方：即四君子汤加半夏、陈皮）就有补气健脾，燥湿除痰之功。

第九节　敛肺法

敛肺法：即收敛肺气之义，是针对肺气耗散而设的。肺主气，司呼吸，肺气足则呼吸正常，气血和调。若久咳久喘或久病及肺，使肺气耗散，清肃无力，出现短气乏力，咳甚则气喘自汗，经久不愈等。治宜收敛肺气，使肺气得敛，清肃有力，则诸症乃愈，临床常选药如五味子、乌梅、诃子等。五味子酸，微温，《本草备要》载能"收敛肺气而滋肾水，益气生津"，《本草经》谓"主益气，咳逆上气"。乌梅酸，平，《本草纲目》谓能"敛肺涩肠，止久咳"。诃子苦，酸平，《本草衍义补遗》载能"实大肠，敛肺降火"，说明它们均有敛肺作用。常用代表方如加味生脉散（《习用方》：人参、麦冬、五味子、诃子、桔梗、甘草）。若自汗甚而易感冒者，宜加黄芪益气固表；若兼舌红无苔，脉细数者，又宜加玄参、生地养阴生津。

敛肺一法临床适用于久咳肺虚而无表证者，若有表证而误用此法，有闭门留寇之患，用时宜慎。

第十节　止血法

止血法：即制止肺络出血之义，是针对肺出血而设的。肺朝百脉，其上满布肺络，若久咳损伤血络，或情志不遂，积忧久郁，肝郁化火，或肺热炽盛，迫血妄行，均可导致肺部出血，引起肺失血证。治宜制止肺部出血，常用止肺血的药如白及、茜草根、茅根等。白及苦，甘，微寒，《用药法象》谓"止肺血"，《本草纲目》载本品"性涩而收……能入肺止血"。茜草根苦，寒，《药性本草》载"治六极伤心肺吐血"。茅根甘寒，《本草纲目》谓用于"止吐衄诸血……肺热喘急"。以上几药是临床止肺血常用有效之药。若因于久咳肺络损伤而出现痰中带血，口渴欲饮，舌质红，苔黄，脉细数者，可用加减麦门冬汤（《习用方》：麦门冬、京半夏、北沙参、白及、茅根、川贝、枇杷叶、甘草）养阴清热，宁络止血。若因于肝郁化火，木火刑金所致出血者，常表现咳嗽痰中带血，痰脓稠，心烦口渴，舌苔黄，脉弦数等证，宜用咳血方加味（《习用方》：青黛、瓜蒌仁、栀子、诃子、海浮石、茅根、茜草根）泻肝清肺，凉血止血。若因肺热壅盛，迫血妄行，则见胸满气粗，咳血鲜红，口渴心烦，舌质红，苔黄，脉滑数等实热证，治宜清热泻肺，凉血止血，方用泻白四生饮（《习用方》：桑皮、地骨皮、甘草、粳米、生地、生荷叶、生侧柏叶、生艾叶）。若系急性出血，量多，又宜先服十灰丸止其血，然后辨证用药以治其本。

第五章　肺部常见疾病

　　肺居上焦，为五脏六腑之华盖，外合皮毛，与外界直接相通，构成了机体的第一道防线，为外邪侵袭的必经之路，故外邪侵袭，首先犯肺。肺主一身之气，正气足则邪不可干，正气虚则邪乘虚而凑，外感内伤致肺而虚，皆可发为肺的疾病。

　　肺乃娇脏，不耐邪侵，故临床肺的疾病最为常见。肺主气属卫，若外邪束表犯肺，肺气失宣，表卫失和，则发为感冒。肺主气，司呼吸，其功能以清肃下降为顺，逆而不顺为病，若外感内伤，致使肺失清肃，病气上逆，则发为咳嗽。若肺内素蕴痰饮宿根，为各种诱因所触发，以致痰随气升，痰气相搏，闭阻气道。肺气升降不利，呼吸受阻，则可发为哮证。肺为气之主，肾为气之根，肺主呼气，肾主纳气，外感内伤，伤及肺肾，气机升降出纳失常，则可发为喘证。若病久肺肾虚极，升降无力，致使清气难入，浊气难出，肺叶膨胀，则可形成肺胀。若正气内虚，外染痨虫，乘虚犯肺，腐蚀肺叶，即可发为肺痨。如内蕴痰热，外伤风热，伤及肺叶致使肺络壅滞，瘀血壅结，肉腐血败，则可形成肺痈。肺主声音，上连气道喉头，若外感内伤，致使肺失清肃，会厌开合不利，则可造成失音。肺朝百脉，其上满布肺络，若火热犯肺，灼伤肺络，迫血妄行，则可发为咳血。如此等等，皆属肺系临床常见疾病，兹根据辨证施治原则，按理法方药体系，将周老的临床体会，分别整理介绍于后。

第一节 感 冒

感冒是由于感受风邪伤及肺卫所致的以肺气失宣，卫表失司为主要病理变化，临床以恶寒发热、头身疼痛、鼻塞流涕、脉浮为特征的外感疾病。轻者称为"伤风"，重者称为"时行感冒"，前者以头痛、鼻塞、流涕、恶风、发热为特点，后者表现与伤风感冒相似，但病情较重，具有很强的传染性，常可引起广泛的流行。本病包括了西医学的普通感冒和流行性感冒，四时皆可发病，但以冬春季节尤为常见，治宜宣肺解表为原则。

一、病因病理

本病多由金衰卫弱，卫外机能不固，复因气候突变，生活失调，寒暖不慎，风邪自口鼻皮毛乘虚而入。肺主呼吸，开窍于鼻，外合皮毛，职司卫外，性属娇脏，不耐邪侵，故风邪乘袭，肺卫首当其冲。风邪犯肺则肺气失宣，风邪犯表，则表卫失司，因而出现肺系卫表证候。风邪侵入，随人体质不同，季节时气的差异，常挟寒、挟热、挟暑、挟湿。一般地讲，素体阴虚之人易于感受风热之邪，素体阳虚之人易于感受风寒之邪；春季风多挟热故风热感冒多见，长夏初秋风多挟暑挟湿则暑湿感冒多见，冬季风多挟寒故风寒感冒多见。本病的病理演变随人而异，体质较强者，邪气多局限于肺卫，表现表证证候，尚易解散；若年老体弱，抗病能力差，外邪由表入里，则症状加重，或变生他病。

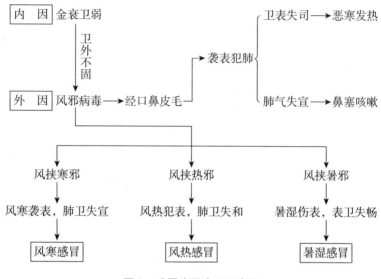

图1　感冒病因病理示意图

二、辨证施治

本病的病位浅表，总不离肺系卫表，故病程短暂，一般3～7天，只要治疗得当，很少传变。由于体有虚实，邪有兼杂，感邪有轻重，故临床有体实感冒和体虚感冒之分，有风热、风寒、挟暑挟湿感冒之别，有伤风和时行感冒的不同，故治疗当分辨寒热虚实。属风寒的当辛温解表，属风热的当辛凉解表，属挟湿的当祛湿解表，属挟暑的宜清暑解表，虚人感冒又宜扶正解表。总之，本病在上焦肺卫，辨证宜注意察虚实，审轻重，辨寒热，顺时令，治疗总宜因势利导，宣肺解表，使邪从汗解。应当注意，属风寒或挟湿邪，误用辛凉，反使表卫气机凝滞，不得汗解，延长病程，证属风热或挟燥气，误用辛温，反促其化火伤津，伤络动血；体虚之人，专事发散，或发散太过，必犯虚虚之戒。

1．风寒袭表，肺卫失宣

【脉证】恶寒重，发热轻，无汗，头身疼痛，鼻塞流涕，喉痒声重，咳嗽痰稀，舌苔薄白，脉浮紧。

【治法】疏风散寒，宣肺解表。

【方药】

①荆防败毒散加减（《习用方》：荆芥、防风、羌活、独活、桔梗、川芎、麻黄、生姜、大枣、甘草）。

②加减杏苏散（《习用方》：杏仁、苏叶、前胡、五皮风、桔梗、麻黄、生姜、大枣、甘草）。

【按语】风寒外束肌表，皮毛闭塞，卫气被郁，阳气不伸，故见恶寒发热而无汗，头身痛；鼻为肺窍，风寒袭肺，肺气失宣，故见鼻塞流涕，喉痒声重，咳嗽痰稀。舌苔薄白，脉浮紧为风寒在表的征象。

由于风寒有犯表为主和犯肺为主之别，前者以表卫失司为主要病理变化，以头身疼痛、无汗为主要表现，故宜重在辛温发表，方选荆防败毒散加减。方中荆芥、防风、羌活、独活、川芎疏风散寒，祛邪透表，桔梗、麻黄宣肺利气，生姜、大枣调和营卫，甘草调和诸药。后者以肺气失宣为主要病理变化，以咳嗽为主，故宜重在宣肺解表，方选加减杏苏散。方中苏叶、麻黄、生姜疏散风寒，前胡、五皮风、桔梗宣肺祛痰，大枣、甘草调营和卫。

若鼻塞、头额痛者，为风寒阻塞肺窍，宜加苍耳、白芷宣窍利气。如寒郁化热，兼见口渴，口苦，苔薄黄，脉数等，宜去防风，羌活、独活、川芎、苏叶、麻黄、生姜，加石膏、黄芩、十大功劳、银花等清热药。此外，如属阳气虚弱之人感受风寒之邪，病机主要在于阳气内虚，不能鼓邪外出，症状除具一般风寒表证外，兼见气短懒言，身倦乏力，面色㿠白，舌淡苔白，脉弱无力或畏寒肢冷等阳气虚弱证。治宜益气解表或助阳解表。偏气虚方选玉屏风散加味（《习用方》：黄芪、防风、白术、荆芥、生姜、大枣、甘草）或参苏饮（《太平惠民和剂局方》：党参、苏叶、葛根、前胡、半夏、茯苓、陈皮、桔梗、枳壳、木香、甘草）。偏阳虚选再造散（《伤寒六书》方：党参、黄芪、桂枝、白芍、附片、细辛、羌活、防风、川芎、生姜、甘草）或麻附细辛汤加味（《习用方》：麻黄、附片、细辛、生姜、大枣）。

2. 风热犯表，肺卫失和

【脉证】 发热重，恶寒轻，咽喉肿痛，咳嗽痰黄，口干欲饮，舌质红，苔薄白微黄，脉浮数。

【治法】 疏风清热，宣肺解表。

【方药】

①银翘散（《温病条辨》方：银花、连翘、薄荷、牛蒡子、桔梗、竹叶、荆芥、淡豆豉、芦根、甘草）。

②桑菊饮加味（《习用方》：桑叶、菊花、薄荷、连翘、杏仁、桔梗、前胡、芦根、甘草）。

【按语】 风热犯于肺卫，表卫疏泄失常，故发热恶寒，上干咽喉，故咽喉肿痛；阳从热化，内干肺系，肺失清肃，故咳嗽痰黄，口渴；风热在表，故舌苔薄白微黄，脉浮数。

风热犯表，肺卫失和，临床有偏卫偏肺之别，前者以卫表失司为主要病理变化，以发热恶寒、咽喉肿痛为特点，故治宜重在辛凉解表，方选银翘散。方中银花、连翘清上焦热毒，薄荷、牛蒡子、荆芥、豆豉疏风宣散，桔梗宣肺利咽，竹叶、芦根清热生津，导热下行，甘草解毒。后者以肺气失宣为主要病理变化，以咳嗽为特点，故治宜重在宣肺解表，方选桑菊饮加味。方中桑叶、菊花、薄荷、连翘疏风清热，宣散表邪；杏仁、桔梗、前胡宣通肺气，止咳祛痰；芦根、甘草清热生津。

若热盛伤津，症见高热、口渴、舌红、苔黄，宜加石膏、知母。如痰黄而黏稠，咳嗽甚，宜加枇杷叶、瓜壳。如热邪化毒，咽喉红肿痛甚，宜加山豆根、板蓝根。如热伤血络，出现鼻衄又宜加茅根、生地凉血止血。此外，如系阴血亏虚之人感受风热之邪，病机主要在于阴血亏虚，汗源不充，不能作汗达邪，症状除具有一般风热表证外，常兼有潮热盗汗，口燥咽干，手足心热，舌红无苔，脉细数等阴虚证，治宜滋阴解表或养血解表。偏阴虚方选加减滋阴解表汤（《习用方》：沙参、葱白、淡豆豉、玉竹、麦冬、薄荷、甘草）。偏血虚方选养血解表汤（《习用方》：当归、生地、白芍、葱白、淡豆豉、桑叶、菊花、桔梗）。

3. 暑湿伤表，表卫失畅

【脉证】发热较高，或微恶风，头昏胀痛，心中烦热，身倦乏力，口渴喜饮，时有呕恶，小便短黄，舌苔黄微腻，脉濡或数。

【治法】解表清暑，利湿清热。

【方药】新加香薷饮（《温病条辨》方：香薷、厚朴、扁豆花、银花、连翘）合六一散（《伤寒标本》方：滑石、甘草）。

【按语】夏伤暑湿，侵及表卫，卫外阳气受遏，故发热恶风；内有郁热，热伤气津，故心中烦热，口渴喜饮，小便短赤；暑多挟湿，湿邪上蒙，则头昏胀痛；困表则身倦乏力，犯胃则呕恶。舌苔黄腻，脉濡或数，皆为暑湿之象。

方中香薷祛暑解表，银花、连翘、扁豆花清热解暑，厚朴行气燥湿，滑石、甘草利湿清热，使暑湿之邪从小便而出。

若湿从热化，口渴心烦者，宜加黄连清热。若湿盛于里，腹胀泄泻者，宜加茯苓、车前仁利湿。若暑伤气津，气短乏力，舌红少津者，合生脉散（《内外伤辨惑论》方：党参、麦冬、五味子）。此外，若贪凉太过，感受寒湿，滞于肌表，卫表被阻，出现恶寒发热，头重如裹，骨节重痛，舌淡苔白腻，脉濡缓。治宜疏风胜湿，解表散寒，方用羌活胜湿汤（《太平惠民和剂局方》方：羌活、独活、川芎、蔓荆子、防风、藁本、甘草）。

三、临床体会

感冒一病，临床常见，为风邪乘虚伤及肺卫所致，病理变化在于肺气失宣，表卫失和，故治疗总宜宣肺解表。由于体有虚实，风有兼杂，证有轻重，故临床有风寒、风热、暑湿等不同感冒，治疗当分别情况，合理用药。

本病的治疗中药西药均有一定疗效，但个人体会，在中医辨证基础上，合理选用中西药物，可以提高疗效，缩短病程。如风寒感冒中药治疗效果尚可，但西药治疗也不错，例如复方阿司匹林、扑热息痛等的发汗作用也不低于荆防败毒散的作用，它们可能均以促进汗腺分泌及血管扩张，以利于祛除病邪，其中可能包括排泄毒素、中和毒素，并通过发汗和周围血管扩张，以散发体温，而达到退热的作用。至于风热感冒、暑湿感冒西药治疗则不如中药好，这可能与西药的解热镇痛药发汗力太强，汗出津伤液耗有关，中医治疗虽然也强调发散，但多选性微温而偏凉之药，发汗不是很强。此外还有一个重要原因是风热、暑湿感冒病因偏温，多属病毒为患，而能对病毒有作用的药物主要是中药，如大青叶、银花、连翘、羌活等，而西药即是选加抗生素药物，也只能起预防并发症作用，对感冒病毒本身作用是不太完全理想的。此外对于体虚感冒，中医多扶正祛邪，标本同治，使邪去而正气复，故风热感冒、暑湿感冒、虚人感冒似宜中药治疗为佳。

近年来随着对中药单味药理作用的研究，证实了许多中药对感冒病毒作用特别强，如羌活、大青叶、贯众、银花等，在辨证的基础上，酌加抗病毒药，确实可以增强疗效，1977年大足县（现大足区）流感流行，表现风热表证而多挟湿，先单用银翘散、桑菊饮效果不佳，后根据"风能胜湿"和近年来对羌活的药理研究，在上方中均加一味羌活，结果收效很好。但用于风热型，剂量宜轻，用于风寒型，剂量可适当偏大。

感冒一病，证虽轻浅，治疗也易，预后良好，但疏忽大意，或不及时医治，或医生草率行事，辨证不明，其后患也是无穷的，如反复感冒，经久不愈，损伤肺气，日久必由肺及脾，形成肺脾气虚，以致脾失健运，肺失通调，水饮停聚，逐步形成久咳、哮证、喘证等病证，临床不可忽略。

表1　感冒证治鉴别表

分　型	主　证	舌　脉	病　机	治　法	方　例
风寒型	恶寒发热，无汗，头痛咳嗽痰稀	舌苔薄白，脉浮紧	风寒袭表肺卫失宣	疏风散寒宣肺解表	荆防败毒散加减 加减杏苏散
风热型	发热恶寒咳嗽痰黄口干欲饮	舌红苔薄黄，脉浮数	风热犯表肺卫失和	疏风清热宣肺解表	银翘散桑菊饮加味
暑湿型	发热恶风头昏胀痛身倦乏力呕恶烦热	舌苔黄微腻，脉濡数	暑湿伤表表卫失畅	解表清暑利湿清热	新加香薷饮合六一散

四、中医古籍精选

夫病而日外感者，病邪由外而入内也。外者何？风寒暑湿燥火六淫之气也。（《医理真传·卷一·外感说》）

殊非小恙，切勿忽视

有气弱者，邪不易解，而痰嗽日甚，或延绵数月，风邪犹在，非用辛温必不散也。有以衰老受邪，而不慎起居，则旧邪未去，新邪继之，多致终身受其累，此治之尤不易也。（《景岳全书·卷之十一·伤风》）

凡人偶感风寒，头痛发热，咳嗽涕出，俗语谓之伤风。非《伤寒论》中所云之伤风，乃时行之杂感也。人皆忽之，不知此乃至难治之疾，生死之所关也。盖伤风之疾，由皮毛以入于肺，肺为娇脏，寒热皆所不宜，太寒则邪气凝而不出，太热则火灼金而动血，太润则生痰饮，太燥则耗精液，太泄则汗出而阳虚，太涩则气闭而邪结。并有视为微疾，不避风寒，不慎饮食，经年累月，病机日深，或成血证，或成肺痿，或成哮喘，或成怯弱，比比皆然，误治之害，不可胜数。谚云"伤风不醒变成痨"，至言也。(《医学源流论·卷下·伤风难治论》)

吴澄曰：伤风细小之疾，似乎无恙，而其中竟有成虚劳不治者，岂一朝一夕之故哉？虽云治之不善，而亦病者有以自致之也。盖物必先腐也，而后虫生之；土必先溃也，而后水决之；木必先枯也，而后风摧之——夫物且然，而况于人乎？《经》曰："邪之所凑，其气必虚。"伤风小疾，岂能成虚损？亦有人之自有虚损，而借风热以成之耳！……惟其不戒暴怒，不节房劳，饥不辄食，寒不辄衣，嗜酒而好色，勤劳而忘身，争名夺利，罔惜性命，以致真元耗亡，气血消尽，大经细络，积虚已久，遇风则成风痨，遇寒则成寒痨，遇暑则成暑痨，遇湿则成湿痨，如此之类，难以枚举。(《不居集·不居下集·卷之二·风热》)

伤风一症，殊非小恙……世俗谈者，咸以伤风不解变成痨为言。噫！彼痨者，岂真由伤风而成耶？愚哉言也。当易之曰：伤风误表必成痨耳。

雄按：阴虚误表固然，若外邪未清，投补太早，其弊同也。《不居集》论之详矣，故徐洄溪有伤风难治之论也。(《潜斋医学丛书·柳洲医话》)

今人以伤风是轻浅证，多忽略之，不问其所因与所兼之证，亦不察其脉之是虚是实，随手发散，动彻寒凉，故因伤风而变成痨瘵者，往往有之。(《医家心法·伤风》)

世人以冒风为小病，不惟不为调治，而反轻忽，恣意致危困者一也；甚有未冒风之前，先已至虚，今因冒风，则邪气因虚陷里，并前证而合病，彼时用药不辨虚实，而误治者二也；亦有禀性抑郁，体性虚薄，内有虚热骨蒸，偶因冒风而咳，咳伤肺络，痰红痨嗽者三也；有因酒后，乘醉裸体入房，风邪陷内成痨四也；有因行房不谨，汗出当风，邪入三阴，传为虚陷，或为痨风者五也；又有童子、室女，情性执滞，但见愁郁，不生欢笑，内郁则蒸热，偶因冒风咳嗽，竟成痨病而死者六也；又有体肥气盛，情性暴躁，素无疾苦，偶因冒风咳嗽，继而焦躁暴怒，竟至痰红音哑，喉癣咽疼，朝凉暮热，大肉顿减而死者七也；有劳伤劳力，负重远行，因燥热而洗浴凉水，当风坐卧，致咳嗽吐血成痨而死者八也；有产后血气正虚之标，不能谨慎，为风所袭，邪入阴分，为烦渴骨蒸，医者不知清散，徒用酸敛补气血之剂，则邪愈固而热愈炽，遂为不起者九也；有师尼、寡妇，并室女、童子，嫁娶延期，忧思忿怒，君相二火，郁积蒸炎，复感风邪，以致咳嗽咯血成痨而死者十也。以上十死，予所亲见悉知，世人惟知冒风小病，岂知利害如此，医生者，须知"虚邪贼风，避之有时"，恬淡虚无，真气从之，精神内守，病从何来。若病入膏肓，即有金丹，何裨于事哉。(《七松岩集·常见病证辨治·四、伤风》)

凡人有感冒外邪者，当不时即治，速为调理，若豫隐忍，数日乃说，致使邪气入深，则难为力矣。(《景岳全书·卷之七·须集·伤寒上·病宜速治三十二》)

凡感冒之病，以为轻浅，忽略不治，又兼饮食不节，荤酒不戒，以致轻病变重，重病必危。养生者无论病之大小，宜早为调治。《经》云："善治者治皮毛，其次治肌肤，其次治筋脉，其次治六腑，其次治五脏，治五脏者，半死半生也。"可不慎欤！(《七松岩集·症状辨治·一、发热》)

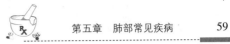

廉按：冒风即鼻伤风也，病人每视为微疾，多不服药，不避风寒，不慎饮食，必致咳逆痰多，胸闷胃钝，或身发热，始就医而进药，我见以数千计。(《全国名医验案类编·上集·四时六淫病案·一、风淫病案》)

因虚感邪，病及肺胃

邪之所凑，其气必虚。(《黄帝内经素问·卷第九·评热病论篇第三十三》)

夫人将摄顺理，则血气调和，风寒暑湿不能为害。若劳伤血气，便致虚损，则风冷乘虚而干之：或客于经络，或入于腹内。其经络得风冷，则气血冷涩，不能自温于肌肤也；腹内得风冷，则脾胃弱，不消饮食也，随其所伤而变成病。(《诸病源候论·卷三十七·妇人杂病诸候·风虚痨冷候》)

严用和曰：人之元气强壮，外邪焉能为害，必真气先虚，营卫空疏，邪乃乘虚而入。(《医方集解·理气之剂》)

凡气体薄弱及中年以后血气渐衰者，邪必易犯。(《景岳全书·卷之十一·伤风》)

脾虚则肌肉不充，肺虚则肢体不闭，风邪乘虚乃客于经。警诸盗贼，若重关高垒则不能入，少有疏漏而后犯之，故曰虚邪贼风。(《医宗必读·卷六·伤风》)

一儒者素勤苦，恶风寒，鼻流清涕，寒禁嚏喷。余曰：此脾肺气虚不能实腠理。(《薛氏医案选·下册·内科摘要·卷上·元气亏损内伤外感等症一》)

盖肺主皮毛，脾主肌肉，气卫于外，风邪不能为害。惟脾虚而肌肉不充，肺虚而玄府不闭，则风乘虚入。(《微论》)

有平昔元气虚弱，表疏腠松，略有不谨，即显风证者，此表里两因之虚证也。(《证治汇补·卷之一·提纲门·伤风》)

感冒，肺病也，元气虚而腠理疏也。……肺主气，脾生气，故伤风虽肺病，而亦有关于脾，以脾虚则肌肉不充，肺虚则玄府不闭，皆风邪之所由以入也。……吾故论之，风邪袭人，不论何处感受，必内归于肺。(《杂病源流犀烛·卷十二·六淫门·感冒源流》)

今统四时通行之症言之，谓之感症。大抵邪之所感，必先皮毛，而后经络，由经络而入脏腑，然按《内经》所指为脏，及诸方书所称为腑，都言胃耳。(《医宗己任编·卷六·西塘感症·上·总论》)

良由其人脾胃本虚，一感外邪，即得直入肠胃。(《伤寒指掌·卷三·伤寒变症》)

夫时气病者，此皆因岁时不和，温凉失节，人感乖戾之气而生病者，多相染易，故预服药及为方法以防之。(《诸病源候论·卷九·时气病诸候》)

且风为六气之领袖，能统诸气，如当春尚有余寒，则风中遂夹寒气，有感之者是为风寒；其或天气暴热，则风中遂夹热气，有感之者是为风热；其或春雨连绵，地中潮湿上泛，则风中遂夹湿气，有感之者是为风湿；倘春应温而反寒，非其时而有其气，有患寒热如伤寒者，是为寒疫。(《时病论·卷之二·春伤于风大意》)

风寒风热，表虚表实

风从外入，令人振寒，汗出头痛，身重恶寒。(《黄帝内经素问·卷第十六·骨空论篇第六十》)

北宋《仁斋直指方·诸风》篇，其伤风方论中记载了参苏饮治"感冒风邪，发热头痛，咳嗽声重，涕唾稠黏"。(《内科学·上篇·感冒》)

戴云：新咳嗽，鼻塞声重者是也。（《金匮钩玄·卷第一·伤风》）

肺主皮毛，通膀胱，最易感冒，新咳嗽，恶风，鼻塞声重，喷嚏是也。（《医学入门·卷之五·外感》）

叙曰：六气袭人，深者为中，次者为伤，轻者为感冒。（《医方考·卷之一·感冒门第三》）

伤风之病，本由外感，但邪甚而深者，遍传经络，即为伤寒；邪轻而浅者，止犯皮毛即为伤风。皮毛为肺之合，而上通于鼻，故其在外则为鼻塞声重，甚者并连少阳、阳明之经，而或为头痛，或为憎寒发热；其在内，则多为咳嗽，甚则邪实在肺，而为痰、为喘。有寒胜而受风者，身必无汗而多咳嗽，以阴邪闭郁皮毛也。有热胜而受风者，身必多汗恶风而咳嗽，以阳邪开泄肌腠也。（《景岳全书·卷之十一·伤风》）

其症或头疼身热，轻则否，鼻必塞，兼流清涕，必恶风恶寒，或声重，或声哑，甚者痰壅气喘，合口不开，咳嗽咽干，自汗，脉浮而缓，此外感也。（《杂病源流犀烛·卷十二·六淫门·感冒源流》）

伤风之病，本由外感，但邪轻而浅在皮毛，始为伤风，皮毛为肺之合，而上通于鼻，故见鼻塞声重，知其邪之在外也；若咳嗽痰喘，其邪实又在内也。（《赵李合璧·卷六·伤风》）

风者天之阳，《经》云：虚邪贼风，阳先受之. 风邪伤卫，故腠理疏者，善病风。其症恶风有汗，脉浮头痛，鼻塞声重，咳嗽痰多，或憎寒发热，惟其人卫气有疏密，感冒有浅深，故见症有轻重。

太阳伤风，发热自汗恶风；伤风头痛，鼻塞声重；伤风兼寒，咳嗽发热；风温伤肺，身痛脘痹；暑风上受，痰热喘嗽；感风兼湿，头目如蒙，痰稠胸闷；火伤风，火郁燥嗽咽痛；热伤风，咳而咽痛，鼻塞吐痰……总之伤风，须察其六淫兼症。(《类证治裁·卷之一·上·伤风论治》)

轻者，咳嗽有痰，咽干声重，鼻燥作痒，或流清涕，腹胀额闷，口燥喉痛；重者，头痛项强，肢节烦疼，憎寒壮热，头眩呕吐，心烦潮热，自汗恶风，亦有无汗而恶风者。(《证治汇补·卷之一·提纲门·伤风》)

感冒表证，发散为急

故邪风之至，疾如风雨，故善治者治皮毛。……故因其轻而扬之……其在皮者，汗而发之。(《黄帝内经素问·卷第二·阴阳应象大论篇第五》)

夫病痼疾加以卒病，当先治其卒病，后乃治其痼疾也。(《金匮要略·脏腑经络先后病脉证第一》)

属肺者多，散宜辛温或辛凉之剂。(《金匮钩玄·卷第一·伤风》)

若形气病气俱虚者，宜补其元气，而佐以解表之药，若专于解表，则肺气益虚，腠理益疏。外邪乘虚易入，而其病愈难治矣。若病日久，或误服表散之剂，以致元气虚而邪气实者，急宜补脾土为主，则肺金有所养而诸病自愈。

盖肺主皮毛，肺气虚则腠理不密，风邪易入，治法当解表兼实肺气。(《薛氏医按·明医杂著·卷之二·咳嗽》)

如外感风寒而咳嗽者……如果系形气病气俱实者，一汗而愈，若形气病气稍虚者，宜以补脾为主，而佐以解表之药。何以故？盖肺主皮毛，惟其虚也，故腠理不密，风邪易入之，若肺不虚，邪何从而入耶？古人所以制参苏饮中必有参……若专以解表，则肺气益虚，腠理益疏，外邪乘间而来者，何时而已耶！须以人参、黄芪、甘草以补脾，兼桂枝以驱邪，此予谓不治肺而治脾，虚则补其母之义也。（《医贯·卷之四·咳嗽论》）

治法主意：有汗当实其表，无汗当发其表，凡发不可大发也，又当以疏泄之。（《医林绳墨·卷一·伤风》）

四时感冒风寒，时行疫症……不可遽用甘辛发汗，但当察其脉之虚实，验其证之有余，以轻剂兼风药引而扬之，如葛根、升麻、荆芥之类，参苏饮之属，或兼火郁，少加清凉亦当。（《慎斋遗书·卷三·二十六字元机·扬》）

凡伤风咳嗽多痰，或喘急呕恶者，宜六安煎加减治之为最妙。

若时行风邪在肺，咳嗽喘急多痰，而阴寒气甚，邪不易解者，宜小青龙汤，或消风百解散，或金沸草散。

若伤风初感寒热往来，涕唾稠黏，胸膈不快，咳嗽多痰者，参苏饮。

若伤风头痛，鼻塞声重，咳嗽者，《局方》神术散，或川芎茶调散。

若感风兼湿而头目不清，鼻塞声重者，宜冲和散。（《景岳全书·卷之十一·伤风》）

治实之法，秋冬与之辛温，春夏与之辛凉，解其肌表，从汗而散。治虚之法，固其卫气，兼解风邪，若专与发散，或汗多亡阳，或屡痊屡发，皆治之过也。治风火之法，辛凉外发，甘苦内和，勿与苦寒，恐正不得申，邪不得解耳。（《医宗必读·卷之六·伤风》）

若形气病气俱虚者，宜补其血气，而佐以解表之药，若专于解表则肺气益虚，腠理益疏，外邪乘虚易入，而其病愈难治矣。若病日久，或误服表散之剂，以致元气虚而邪气实者，急宜补脾土为主，则肺金有所养，而诸病自愈。(《医宗摘要·卷二·冬多风寒外感》)

有汗当实表，无汗当疏邪，内热当清火。实表不可大补，疏邪不可太峻，清火不可太凉。若肺虚伤风者，先与祛邪，遂即养正，先后缓急，不可偏废。(士材)

如虚人伤风，屡感屡发，形气病气俱虚者，又当补中，而佐以和解，倘专泥发散，恐脾气益虚，腠理益疏，邪乘虚入，病反增剧也。(立斋)(《证治汇补·卷之一·提纲门·伤风》)

治感症大法，总以始终照管胃中津液为第一奥旨。热得风而益炽，阴被劫而速亡，故始终照顾阴津，以为胜邪回生之本。(董废翁)(《中医各家学说·上篇·医学流派·第五章·易水学派》)

藿香正气散，治感冒寒邪头痛，拘急，恶寒作热，或内挟饮食，胸膈不利。又治胸中寒痞痎后，寒痰，无汗加麻黄。(《仁术便览·卷一·伤寒附伤风》)

餍酒食而感冒者，须解表、消食。兼泻者，加渗湿利水、固中之药。(《王氏医存·卷六·宴饮感冒治法》)

伤风虽小病，最不可不慎者，故补脾保肺乃养生家第一义。(《折肱漫录·卷之一·医药篇一》)

东垣、丹溪治虚人感冒，多用补中益气加表药，予不以为然。盖亲见喜用升、柴者，杀人无数，故不得不加意慎重，非偏执己见不喜升、柴，实不敢泥纸上之成方，误目前之人命也。(《医方论·卷一·再造散》)

凡治感冒，取用表散，自宜随时制方；若应热反凉，病随时变，施治尤贵圆通；至久晴久雨，燥湿异宜，临证更宜留心，

不可概执常例。(《吴医汇讲·卷三·傅学渊·管见刍言》)

治法不宜表散太过，不宜补益太早，须察虚实，审轻重，辨寒热，顺时令。《经》云：风淫所胜，平以辛凉，佐以苦甘。凡体实者，春夏治以辛凉，秋冬治以辛温，解其肌表，风从汗散；体虚者，固其卫气，兼解风邪，恐专行发散，汗多亡阳也。如初起风兼寒，宜辛温发表；郁久成热，又宜辛凉疏解。忌初用寒凉，致外邪不得疏散，郁热不得发越，重伤肺气也。(《类证治裁·卷之一·上·伤风》)

凡一切阳虚者，皆宜补中发散；一切阴虚者，皆宜补阴发散；挟热者，皆宜清凉发散；挟寒者，皆宜温经发散；伤食者，则宜消导发散；感重而体实者，散之当重，宜麻黄汤之属；感轻而体虚者，散之当轻，宜参苏饮之属。又东南之地不比西北，地土不同，用药迥别。其有阴虚阳虚，挟寒挟热，兼食而为病者，即按法治之。但师古人之意，不可尽泥古人之方，随时随证，酌量处治可耳。(《不居集·不居下集·卷之七·屡散论散法》)

凡一切外邪初入，切不可攻下，攻下则引邪入里，变证百出；切不可妄用温固收纳，收纳为关门捉贼，延祸匪轻；切不可妄用滋阴，滋阴则留恋阴邪，病根难除。只宜按定六经提纲病情施治，庶不误人。(《医法圆通·卷三·用药须知·外感风寒忌收纳也》)

柯韵伯曰：邪之所凑，其气必虚。故治风者，不患无以驱之，而患无以御之；不畏风之不去，而畏风之复来。何则？发散太过，玄府不闭故也。昧者不知托里固表之法，遍试风药以驱之。去者自去，来者自来，邪气留连，终无解期矣。(《古今名医方论·卷四·玉屏风散》)

凡风邪伤人，必在肩后颈根大杼、风门、肺俞之间，由兹达肺最近最捷，按而酸处即其径也。故凡气体薄弱及中年以后血气渐衰者，邪必易犯，但知慎护此处，或昼坐则常令微暖，或夜卧则以衣帛之类密护其处，勿使微凉，则可免终身伤风咳嗽之患。此余身验切效之法，谨录之以告夫惜身同志者。(《景岳全书·卷之十一·伤风》)

第二节　咳　嗽

　　咳嗽是由于外邪犯肺或脏腑功能失调所致的以肺气失宣或肺失清肃为主要病理变化，临床以咳嗽、吐痰为特征的疾患。前人有"有声无痰谓之咳，有痰无声谓之嗽，有痰有声谓之咳嗽"之说，由于临床两者常多并见，故合称咳嗽。常见于西医学的上呼吸道感染、急慢性支气管炎、支气管肺炎等疾病，治疗上总以理肺祛痰为原则。

一、病因病理

　　祖国医学认为，肺为娇脏，主气，司呼吸，外合皮毛，其功能以清肃下降为顺，逆而不顺为病。若肺气虚则卫外不固，外邪（如风寒、风热，燥邪等）由皮毛或口鼻而入，内干于肺，肺气不宣、清肃无权，逆而不顺则发为外感咳嗽。因于内伤所致咳嗽者与脾肾关系密切，缘脾为后天之本，职司运化，其性喜燥恶湿，若生活失调，或肺虚及脾，脾虚则健运失司，水湿内停，聚而成痰成饮，痰涎壅盛，上渍于肺，阻塞肺管，肺失宣降，气逆而咳。故李中梓《医宗必读》中说："脾土虚弱，清气难升，浊气难降，留中滞膈，瘀而成痰"，可见脾弱是津液停聚成痰成饮而发为咳嗽的主要原因之一。肾为先天之本，主水，司气化，是水液代谢的主要环节之一。若劳伤肾精，或肺虚及肾，或脾虚及肾，肾阳虚则蒸化失权，水湿停留，化为痰饮，上干于肺，肾阴虚则肺失清润，气逆于上，均可发为内伤咳嗽。由此可见，内伤咳嗽的发生发展与肺脾肾三脏功能失调关系极为密切，其标在肺，其本在脾肾，故《素问·咳论篇》说："五脏六腑皆令人咳，非独肺也。"

如上所述，本病病因有外感内伤之别，病位有在肺、在脾、在肾的不同，但总以肺气失宣，或肺失清肃为主要病理变化，如咳嗽反复发作，积年累月，可使肺、脾、肾俱虚，影响气血之运行，津液之敷布而变生他证。

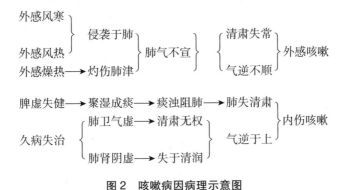

图2 咳嗽病因病理示意图

二、辨证施治

咳嗽一病，病因有外感、内伤的不同，故临床多宗张景岳按外感与内伤的分法，把本病分成外感与内伤两大类。外感咳嗽起病急，病程短，多属实证，常兼恶寒、发热、头痛等表证，治疗以疏散外邪、宣通肺气为主。内伤咳嗽起病缓，病程长，多属虚证，常伴脏腑功能失调证，治疗以调理脏腑为主。

（一）外感咳嗽

1. 风寒犯肺，肺失宣降

【脉证】咳嗽，痰稀薄，易咳出，或见恶寒发热，无汗，头痛鼻塞，声重，流涕，喉痒，口不渴，苔薄白，脉浮紧。

【治法】疏风散寒，宣肺化痰。

【方药】加减杏苏散（见感冒节）

【按语】风寒犯肺，肺气失宣，故见咳嗽，鼻塞、流涕，寒未化热，故痰稀薄，易咳出；风寒外束，表卫失和，故恶寒发热。苔薄白，脉浮紧，均属风寒在表在肺之象。

若喘促甚，宜加麻黄宣肺平喘。如兼口渴，或咯黄稠痰，是寒郁化热之象，宜加石膏、土黄连清热泻火。若表邪已去而咳嗽经久不愈者，又宜改用止嗽散（《医学心悟》方：紫菀、桔梗、荆芥、白前、百部、陈皮、甘草）。

2. 风热犯肺，肺气失宣

【脉证】咳嗽不爽，痰黄不易咳出，口干咽痛，或发热恶风，头昏痛，舌质红，苔薄白或微黄，脉浮数。

【治法】疏风清热，宣肺止咳。

【方药】桑菊饮加味（见感冒节）

【按语】风热犯肺，肺气失宣，故见咳嗽，表卫失畅，则发热恶风；热为阳邪，故痰黄稠；风热上干咽喉，故咽痛口干；风热在肺在表，故舌红，苔薄黄，脉浮数。

若喘促甚，宜加麻黄，石膏宣肺平喘。若兼口干、口苦，宜加花粉、黄芩以清热生津。若兼鼻衄者，可加茅根、栀子以清热止血。若舌质红，无苔是热甚伤津，宜加沙参、麦冬以清热生津。

3. 燥热伤津，肺失清润

【脉证】干咳无痰，胸痛，口燥咽干，胃纳不佳，大便结燥，舌赤苔少、脉细数或细弦。

【治法】滋阴润燥，清热肃肺。

【方药】滋阴润肺汤（《自拟方》：沙参、麦冬、玉竹、火麻仁、杏仁、紫菀、枇杷叶、甘草）。

【按语】燥热伤肺，肺失清肃，故干咳无痰；燥甚津伤，故口燥咽干，大便结燥；燥热伤肺，肺气不利，故胸痛。舌赤苔少，脉细数均属燥热伤津之象。

方中沙参、麦冬、玉竹滋养肺阴，杏仁、火麻仁润燥通便，紫菀、枇杷叶、甘草肃肺利气。若兼发热恶风表证者，宜加桑叶、薄荷疏风解表，咳甚痰少加尖贝、海浮石化痰止咳。若胸痛甚，宜加郁金、橘络以利气通络。若咳久痰中带血，宜加阿胶、生地润肺止血。

4. 痰热壅肺，肺失清肃

【脉证】咳嗽，气喘，吐痰，颜色黄稠，胸胁闷胀，大便结，口渴喜饮，苔黄、脉滑数。

【治法】清热肃肺，利气化痰。

【方药】黄荆七号（《自拟方》：黄荆子、土黄连、紫菀、前胡、麻黄、石膏、甘草）。

【按语】肺中痰饮，郁久化热，痰热壅滞，阻闭气道，肺失清肃，故咳嗽，气喘，痰黄稠，气机不畅，则胸肋胀闷；热伤津液，故便结，口渴。舌苔黄，脉滑数，均为肺热雍盛盛的反应。

方中黄荆子、土黄连清热平喘，紫菀、前胡祛痰止咳，麻黄、石膏宣肺平喘，甘草调和诸药。诸药合用，使热得清，痰得化，喘得平，共奏清热化痰、止咳平喘之效。若兼高热，口苦者，宜加知母、枯苓使清热力量更强。若舌质红，少苔，无津者，可加麦冬、花粉养阴生津。若兼喘息，宜加苏子、杏仁降气平喘。

（二）内伤咳嗽

1. 脾虚失运，痰湿渍肺

【脉证】咳嗽咯痰较多，而以痰多为主，纳呆食少，脘腹饱胀，大便溏。苔白厚或腻，脉细濡或滑。

【治法】健脾燥湿，化痰理肺。

【方药】二术二陈汤（《习用方》：苍术、白术、半夏、陈皮、茯苓、甘草）。

【按语】久病脾虚，健运失职，聚湿成痰，痰湿渍肺，肺失清肃，故咳嗽痰多，湿为阴邪尚未化热，故痰白色，易咯出；痰湿内停，气机受阻，失于宣展，故胸脘痞闷，湿困脾土，健运失司，故身倦口淡，食少纳呆。苔白腻，脉滑，均是痰湿内蕴之征。

方中苍术、白术燥湿健脾，半夏、陈皮燥湿化痰，茯苓淡渗实脾，甘草调和诸药。若兼有自汗之表气虚现象，宜加黄芪益气固表。若喘促气涌，胸闷腹胀，宜加杏仁、厚朴降逆平喘。若兼有下肢水肿，畏寒神怯等阳虚见证时，又宜加肉桂、附片温阳行水。若兼心悸不眠等水饮凌心之证的，宜加远志、粳米以祛痰宁心。若兼有腰酸腿软，阳痿早泄等肾虚见证时，又宜加淫羊藿、覆盆子予以补肾助阳。

2. 肺气虚乏，清肃失常

【脉证】反复咳嗽咯痰，而以咳嗽为主，或畏风，自汗，身软乏力，易患感冒。舌淡，苔白，脉细缓。

【治法】补肺益气，止咳化痰。

【方药】补肺固表汤加味（《习用方》：黄芪、云风、泡参、白术、茯苓、陈皮、半夏、甘草、紫菀）。

【按语】积年久咳，肺气自虚，通调不利则水聚为痰，痰阻肺管，清肃失司，故咳嗽痰多；肺合皮毛，主一身之气，气虚则表卫不固，故畏风，自汗，身软乏力，易感冒。舌淡苔白，脉细缓，乃气虚之象。

方由玉屏风散合六君子汤加紫菀而成，方中黄芪、泡参、甘草补益肺气，白术、茯苓健脾除湿，陈皮、半夏祛痰理气，紫菀肃肺止咳。若兼气喘，汗出，宜加五味子、白果敛肺平喘。若咳嗽甚，可加款冬花、桔梗止咳化痰。若兼脘腹胀满，食少纳呆之脾虚现象者，宜加淮山、砂仁健脾开胃以培土生金。若兼腰酸腿软、头晕耳鸣等肾虚症状的，又宜加黑故子、菟丝子补益肾气。

3. 肺肾阴虚，清润失常

【脉证】积年久咳，咳痰量少，或干咳无痰，咽喉干燥，头晕耳鸣，手足心热，潮热盗汗，舌质红，少苔，脉细数。

【治法】滋阴补肾，益肺生津。

【方药】百合固金汤（《医方集解》引赵蕺安方：百合、麦冬、玄参、生地、熟地、当归、白芍、贝母、桔梗、甘草）。

【按语】肺肾阴虚，津液不足，肺失濡润，清肃失常，故咳嗽痰少；津不上承，咽喉失润，故咽喉干燥；阴虚生内热，虚火上扰清空，故头晕耳鸣，阴虚火旺，迫津外泄，故手足心热，潮热盗汗。舌红少苔，脉细数，均为阴虚内热之象。

方中百合、麦冬润肺生津，玄参、二地滋阴清热，当归、白芍柔润养血，贝母、桔梗清肺化痰，甘草调和诸药。若兼神疲乏力等气虚见证时，宜加人参益气补肺。若兼喘促，宜加五味子敛肺纳气。如兼畏寒肢冷，或肢体浮肿，小便短少等阴阳两虚见症者，又宜改用济生肾气丸（《济生方》方：熟地、枣皮、山药、丹皮、泽泻、茯苓、肉桂、附片、怀牛膝、车前仁）温阳行水、滋阴纳气。

三、临床体会

咳嗽一病，临床颇为常见，外感内伤皆能致此，但总以肺系为其主要病变部位，诚如《景岳全书》所说："咳证虽多，无非肺病。"此外，亦可因于其他脏腑病及于肺，发为咳嗽，故前人有"肺不伤不咳，脾不伤不久咳，肾不伤不咳喘"之说。就其本病传变，有因肺气先虚而后及于脾的，有因脾虚及肺及肾的，也有因肾先虚而累及于肺、脾的，故临床辨证时应分清脏腑，辨明标本，诚如《景岳全书》所说："外感之咳与内伤之咳，所本不同而所治亦异。盖外感之咳，其本在肺，故必出肺以及他脏，此肺为本而他脏为标也。内伤之咳，先伤他脏，故必由他脏以及于肺，此他脏为本而肺为标也。"所以，分清标本，有利于施治。一般说来，外感咳嗽，肺气不足是其本，咳嗽、咯痰是其标，内伤咳嗽，肺、脾、肾虚是其本，咳嗽，咯痰是其标。治病必求于本，故不论何种咳嗽，必须找出根本，如脾虚所致的痰湿咳嗽，脾虚是其根本，咳嗽、咯痰系脾虚所致，故为标，治疗若只祛痰止咳，而生痰之因不除，则咳终不能止，若知道生痰之根本在于脾虚失健，故采用健脾燥湿、化痰理肺之法，则脾健痰去，肺清肃正常，咳嗽即愈。

在治疗上，要注意掌握两个重要要领：一是治咳要治因，即找出其引起的原因，如慢性支气管炎伴感染临床往往兼有恶寒发热之表邪，或咳痰黄稠之热邪，或咳痰稀白之寒邪，或干咳无痰之燥邪等。治疗就当有表解表，有热清热，有寒散寒，有燥润燥，使邪气去而肺气清，咳嗽自止。二是治咳要治痰，痰是引起本病的根本病理产物，而中医所指的痰，有广义和狭义之分。广义之痰是由于各种原因所导致体内津液不循常道，逐渐积聚而停留于体内各个组织器官中，成为一种有害的病理产物，而引起多种病证。咳嗽的痰则是指狭义之痰，是指停留于肺系，经呼吸道而吐出的痰。治痰要首先找出生痰的原因，张景岳云："夫人之多痰，悉由中虚而然。盖痰即水也，其本在肾，其标在脾，在肾者，以水不归源，水泛为痰也；在脾者以饮食不化，土不制水矣。"景岳在此精辟地阐述了生痰之因，完整地讲应该还有肺，痰没干及肺则无本病存在，所以，应当说其本在肾，其制在脾，其标在肺，明确了这些关系就为本病的治疗找出了治本的措施。如慢性支气管炎的缓解期紧紧抓住与生痰相关的肺、脾、肾三个脏器治疗，就可以杜绝本病的发作。若为肺虚则可补肺，若为脾虚则可补脾，若为肾虚则可补肾，使脏腑功能正常则痰不得生，咳嗽自止，此即治本也。正如张景岳所指出的："然痰之为病，亦惟为病之标耳，犹必有生痰之本，凡痰因火而动者，必须先治其火，痰因寒而生者，必须先去其寒，使治痰而不知其以痰，则痰终不能治。"应当指出，治痰除了要抓住痰生成之因外，还应当认识到痰之生成与气机失畅有关，同时，痰为有形之物，生成后妨碍气机运行，正如朱丹溪所说的："痰之为物，随气升降，无处不到。"同时又指出："善治痰者，不治痰而治气，气顺则一身之津液亦随气而顺矣。"这些可谓古人经验之谈，所以理气除痰之法不可忽略，此即治咳要治痰，治痰要理气，气行则痰行，痰消则咳止。

表2　咳嗽证治鉴别简表

分型		主证	舌脉	病机	治法	方例
外感咳嗽	风寒	咳嗽痰稀薄易咯出或兼恶寒发热	舌苔薄白，脉浮紧	风寒犯肺肺失宣降	疏风散寒宣肺化痰	加减杏苏散
	风热	咳嗽不爽，痰黄不易咯或兼发热恶风	舌红苔薄黄，脉浮数	风热犯肺肺气失宣	疏风清热宣肺止咳	桑菊饮加味
	燥热	干咳无痰，口干咽噪，大便结燥	舌赤苔少，脉细数	燥热伤津肺失清润	滋阴润燥清热肃肺	滋阴润肺汤
	痰热	咳嗽气喘，痰黄黏稠，口渴喜饮	舌苔黄，脉滑数	痰热壅肺肺失清肃	清热肃肺利气化痰	黄荆七号
内伤咳嗽	痰湿	咳嗽痰多，色白易咯，纳呆食少	舌苔白厚或白腻，脉濡滑	脾虚失运痰湿渍肺	健脾燥湿化痰理肺	二术二陈汤
	肺气亏虚	反复咳嗽，兼自汗，畏风，易感冒	舌淡苔白，脉细缓	肺气虚乏清肃失常	补肺益气止咳化痰	补肺固表汤加味
	肺肾阴虚	积年久咳，咳痰量少，咽喉干燥，头晕耳鸣，潮热盗汗	舌质红，少苔，脉细数	肺肾阴虚清润失常	滋阴补肾益肺生津	百合固金汤

四、中医古籍精选

张子刚曰："肺为娇脏，怕寒而恶热，故邪气易伤而难治，以其汤散径过，针灸不及故也。"汪省之亦曰："肺受病易，药入肺难。"二氏之言信矣。盖咳嗽一症，本非大病，然古人殊加恳切者，良以此耳。（《杂病广要·脏腑类·咳嗽》）

咳嗽难医，及早防治

论曰：古书有咳而无嗽，后人以咳嗽兼言之者，盖其声响亮。不因痰涎而发，谓之咳，痰涎上下随声而发，谓之咳，痰涎上下随声而发，谓之嗽，如水之漱，如水之漱荡，能漱其气也。（《全生指迷方·卷四·咳嗽》）

嗽与咳，一症也。后人或以嗽为阳，咳为阴，亦无考据。且《内经》咳论一篇，纯说嗽也，其中无咳字。由是言之，咳即嗽也，嗽即咳也。（《儒门事亲·卷三·咳分六气毋拘以寒述二十五》）

论曰：咳谓无痰而有声，肺气伤而不清也；嗽是无声而有痰，脾湿动而为痰也；咳嗽谓有痰而有声，盖因伤于肺气，动于脾湿，咳而为嗽也。（《刘河间伤寒六书·素问病机气宜保命集·卷下·咳嗽论第二十一》）

有声无痰之谓咳，有痰无声之谓嗽，有声有痰者名曰咳嗽。然谓无声者，非全无声也，咳而易出，声之不甚响也；谓无痰者，非果无痰也，嗽而费力，痰之不易出也。（《医学入门丹台玉案·四卷·咳嗽门》）

张三锡曰："百病唯咳嗽难治。"（《症因脉治·卷二·咳嗽·附诸贤论》）

叙曰：新咳易愈，久咳难愈，所以难愈者，病邪传变而

深入也。《经》曰："五脏六腑皆令人咳，非独肺也。"是受邪之原亦多矣，岂可以易与乎。(《医方考·卷之二·咳嗽门第十七》)

语曰：诸病易治，咳嗽难医。夫所以难治者，缘咳嗽根由本甚多，不止于肺。今世遇有咳嗽，即曰肺病，随用发散消痰、清凉润肺之药，药日投而咳日甚，有病之经脉，未蒙其治，无病之经脉，徒受其殃，至一月不愈则弱证将成，二月不愈则弱证已成，延至百日，生命虽未告殂，而此人已归不治之证矣。呜呼！本属可治之病，而坏于凡医之手，举世皆然，莫可如何，余因推本而约言之。(《医学真传·咳嗽》)

[笺正] 咳嗽是杂病中之一大门。(《沈氏女科辑要笺正卷下·第二十六节·咳嗽》)

咳嗽之症，患者最多。(《治病法轨·下卷·咳嗽》)

若久嗽不已，则脏腑精华，肌肉血脉，俱为耗引，消竭于痰，比之脱气、脱血，何多逊焉，独不观久嗽者嗽者，始而色瘁，继而肉消，继而骨痿，皆津液不能敷布乃至此，岂容渺视哉！(《医彻·卷之二·杂症·咳嗽》)

【按】自古以来，咳嗽难医。盖初患此，多所忽视，不慎调养，迁延就医，或治不彻底，屡经反复，日久病深，肺气益损，痰瘀胶固而难除，肺病及心尤难治，害人终身，可不痛惜哉！凡养生者，治病者，务须高度重视，及早治疗，严加防范，以免此病之害也。

第三节　哮　证

哮证是由于肺内的痰饮宿根，为各种诱因触发所致的以痰随气升，痰气相抟，闭阻气道，肺气升降不利，呼吸受阻为主要病理变化，临床以呼吸急促，喉间哮鸣，胸紧咽塞，甚则喘息抬肩，面色青紫等为主证的一种发作性慢性疾病。哮以声响名，常常兼喘，故一般通称"哮喘"，西医学亦称支气管哮喘。治疗当未发时以扶正气为主，既发时以攻邪气为急。

一、病因病理

哮证的发生，主要在于体内伏饮，遇诱因触发。秦景明在《症因脉治》中说："哮病之因，痰饮留伏，结成窠臼，潜伏于内。"此所谓"窠臼"又有"窠囊"之称，窠囊的生成，多始于幼年，病后留邪，浊邪不敢，日久结成，窠囊具有生长则易，剥落最难的特点，故喻嘉言云："窠囊老痰，如蜂子之穴于房中，如莲子之嵌于蓬内，生长则易，剥落则难，由其外窄中宽，任行驱导涤涌之药，徒伤他脏……"此决定了本病的顽固性。由于体内伏痰有寒热之不同，寒痰多由脾肺阳虚，水津不布，停饮聚痰所致；热痰多由浊痰郁久化热，阻塞气道而成，此种痰窠宿根，每因外感风寒风热，吃入某些饮食，吸入某些陈腐浊气，或接触某些外界物质，以及情绪，劳累等所触动，以致气动痰升，痰气相抟，阻闭气道，肺气升降不利，呼吸受阻而发病。正如陈修园在《对方妙用》中说："哮喘之病，寒邪伏于肺俞，痰窠结于肺膜，内外相应，一遇风寒暑湿燥火六气之伤即发，伤酒伤食亦发，动怒动气亦发，劳役房劳亦发。"一般来说，寒痰遇寒因，则发为冷哮，热痰遇热因，则发为热哮。本病如反复发作，长年不愈，由实转虚，终以阴阳俱虚，发为肺肾虚衰的重证。

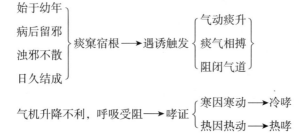

图3　哮证病因病理示意图

二、辨证施治

哮证的发作，多因邪引痰饮而发，故常以突然鼻鸣作痒，喷嚏，呼吸不畅，胸闷气紧，情绪不宁。继则胸紧咽塞，呼气延长，喉中痰鸣，烦躁不安，不能平卧，甚则面色苍白，唇甲青紫，冷汗。如能将大量痰涎咳出，则证情逐渐缓解为特征。本证初为实证，治宜攻邪气为主，可用豁痰宣肺降逆等法。由于痰有寒热之别，故又宜分清寒哮与热哮而治之，寒哮宜温化，热哮宜清化。至于发作已经缓解，或未发之时，当分清脏腑气血阴阳扶正以固其本，或补肺，或健脾，或益肾，以减少或制止发作，缓图根治。

（一）发作期

1. 寒痰渍肺，肺气不利

【脉证】呼吸急促，喉中痰鸣，咳嗽，痰白清稀，面色晦滞，口不渴，喜热饮，或兼恶寒发热，舌苔白滑，脉浮紧或滑。

【治法】温肺散寒，豁痰利气。

【方药】加味麻杏二陈汤（《习用方》：麻黄、杏仁、半夏、陈皮、茯苓、干姜、细辛、五味、甘草）。

【按语】寒痰伏肺，风寒触发，邪实气壅，故呼吸急促；气道受阻，痰气搏击，故喉中痰鸣；肺失清肃，则咳嗽，肺气阻闭，气机失畅，故面色晦滞，痰未化热，故痰白清稀，口不渴，喜热饮，风寒外束，卫表失和，故恶寒发热。舌苔白滑，脉浮紧或滑，皆为寒痰内伏、风寒犯肺犯表之象。

方中麻黄、杏仁宣肺散寒，降气平喘；半夏、陈皮、茯苓燥湿化痰，理气和中；干姜、细辛温肺散寒，五味收敛肺气，甘草调和诸药。

若兼发热烦渴等化热见症者，宜加石膏、地龙清热平喘。若兼脘腹胀满、舌苔白腻等寒湿征象者，宜加苍术、厚朴燥湿行气。若见太阳中风证，症见发热恶风，自汗出，脉浮缓等，又宜改用桂枝加厚朴杏子汤（《伤寒论》方：桂枝、白芍、大枣、生姜、厚朴、杏仁、甘草）。

2. 痰热犯肺，气道不利

【脉证】呼吸急促，痰鸣气喘，咳呛阵作，痰黄黏稠，胸高气粗，口渴喜饮，小便黄，舌苔黄腻，脉滑数，或兼发热，恶风，头痛等。

【治法】清肺化痰，降逆平喘。

【方药】越婢加半夏汤（《金匮要略》方：麻黄、石膏、半夏、生姜、大枣、甘草）。

【按语】痰热伏肺，外邪触动，痰升气逆，痰气搏击，肺气不利，故呼吸急促，痰鸣气喘，邪实气壅，肺失清肃，故呛咳阵作，痰黄黏稠，胸高气粗，热灼津液，则口渴喜饮，小便黄，若兼外邪则可见发热、恶风、头痛等表证。苔黄腻，脉滑数，为痰热内盛之明证。

方中麻黄、石膏辛凉相配，宣肺清热，半夏、生姜化痰降逆，大枣、甘草和中。

若咳痰不畅，加海浮石、海蛤壳清化热痰。如热象明显，加枯芩、桑皮清热平喘。若邪热伤阴，症见口干咽燥，舌红少津，脉细数等，又宜改用泻白散加味（《习用方》：桑皮、地骨皮、甘草、粳米、沙参、麦冬、京半夏、枇杷叶）。

（二）缓解期

1. 肺脾气虚，气无所主

【脉证】面色㿠白，短气乏力，咳声低弱，自汗畏风，稍感外邪，则易发作，食少口淡，脘腹胀满，大便溏薄，甚至心悸肢冷，舌质淡，苔薄白，脉沉细无力。

【治法】补肺固表，健脾益气。

【方药】补肺固表汤（见咳嗽节）。

【按语】病久伤肺，由肺及脾。肺脾气虚，故面色㿠白，短气乏力，咳声低弱，肺气虚则卫外不固，故自汗畏风，脾虚失健，运化无力，故食少口淡，脘腹胀满，大便溏薄。舌质淡，苔薄白，脉沉细无力亦为阳气亏损之象。

若偏肺气虚为主，宜重用黄芪。偏脾气虚为主，宜重用党参、白术。喘促甚，宜加白果敛肺平喘。如兼夜间咳甚，宜加当归活血。若兼口燥咽干、舌质红、脉细数等阴虚见证者，又宜加玄参、麦冬滋养阴液。

2. 肺肾亏虚，气失摄纳

【脉证】喘促日久，呼多吸少，短气不续，动则更甚。

偏阳虚者，兼畏寒肢冷，面色晦暗，小便清长，夜尿多，舌淡，脉沉细。偏阴虚者，兼口燥咽干，潮热盗汗，手足心热，舌红苔少，脉细数。

【治法】补益肺肾。偏阳虚宜补肺益肾，纳气平喘。偏阴虚宜滋阴益肾，敛肺纳气。

【方药】

偏阳虚者，用右归丸加减（《习用方》：熟地、山药、枣皮、枸杞、肉桂、附片、白果、冬虫夏草、人参、炙甘草）。

偏阴虚者，用七味都气丸加味（《习用方》：枣皮、山药、丹皮、泽泻、生地、茯苓、五味子、白果、沙参）。

【按语】五脏之伤，穷必及肾。肺肾亏虚，肺不主气，肾失纳气，故呼多吸少，短气不续，动则耗气，故动则更甚。如阳气亏虚，失于温养肢体，故畏寒肢冷、面色晦暗；阳虚不化，故小便清长，夜尿多；舌淡、脉沉细，均为阳虚气弱之象。如肺肾阴虚，津不上承，故口燥咽干；阴虚则火旺，故潮热、手足心热，虚火迫津外泄，则盗汗。舌红少苔，脉细数，为阴虚内热之象。

偏阳虚，方取右归丸加减，方中熟地、山药、枣皮、枸杞补肾填精，肉桂、附片温肾助阳，白果、冬虫夏草、人参、炙甘草补肺益气，敛肺平喘。偏阴虚，方取都气丸加味，方中枣皮、山药、生地补肾益肺，茯苓、泽泻淡渗实脾，丹皮清泻虚火，五味子、白果、沙参敛肺滋阴。

若咳嗽痰多，均宜加川贝、毛化红化痰止咳。若喘促甚，均宜加核桃肉、蛤蚧粉纳气平喘。若兼唇舌青紫，舌有瘀斑或瘀点等血瘀症状者，又宜酌加桃仁、红花、丹参等活血化瘀药。

三、临床体会

哮证一病，最为难治。本病之难，关键在于痰窠宿根的消除，而痰窠宿根的生成又与肺脾肾三脏功能失调关系极为密切，故缓解期调理肺脾肾是治疗本病的重要环节。根据这一特点，拟治哮固本丸治疗本病，收到卓效，其组成是：人参31克，黄芪62克，白果31克，京半夏31克，白术31克，川贝31克，鹿衔草62克，熟地62克，紫河车31克。偏脾虚加扁豆、鸡内金，偏肾阳虚加肉桂、附片，偏肾阴虚加枣皮、红枸杞。共细末，蜂蜜为丸，梧桐子大，每服三钱，日服两次。方中人参、黄芪、白果补肺益气，敛肺平喘以增强卫外功能，减少发作；京半夏、白术健脾益气，燥湿祛痰以杜绝生痰之源；川贝、鹿衔草化痰平喘以祛已成之痰；熟地、紫河车补肾填精，峻益精血，诸药合用，有补肺益肾，健脾化痰之功，恰中哮证的病理特点，故适用予缓解期的治疗。

至于发作期主要表现标实，其标在于痰气上逆，故应治其标，以祛痰降气为主要治法。自拟地龙散用于发作期的急救，有一定作用，其组成是地龙31克，白矾10克，沉香10克。共细末，备用，每次温开水送服3克，一次未效，二小时后再进一次，一般两次均可收效。本方有降气祛痰、缓解支气管平滑肌痉挛的作用，故适用于本病发作期的急救，待证情缓解后，再按型选方，续进汤药。此外，西药氨茶碱、麻黄素对本病发作期的治疗也有较好作用，可因便选用。但应注意，临床有的病人已习惯服用这些西药，甚至每天必须服用数次，不然就喘不得卧，对此种病人用中药治疗，不能将西药一下全部停掉，应采取"逐步戒除法"，即服中药过程中，逐步减少西药的用量和次数，最后达到用中药取代西药，然后再逐步减少中药的用量和次数，直到痊愈。

此外，周师自制"十万膏药"防治本病，收到较好效果，兹介绍于后。

组成：麻黄、附片、细辛、白芥子各 120 克，牙皂、南星各 90 克。

制法：用麻油 1.5 公斤，桐油 1.5 公斤，共浸泡 15～20 天，微火将上药炸枯，过滤去渣，熬至滴水成珠，再加黄丹 750 克，搅拌成膏，用棉纸探成直径约 1 寸左右，厚 0.1～0.3 分，备用。

用法：先将肺俞二穴、膻中穴取定并做上标记，然后用老姜切片，沿穴而擦，以热为度，并贴上膏药。3～5 天更换一次，2～3 次为一疗程。贴后皮肤如有微红发痒，无须处理，下次可稍加移位，继续用药。

表 3　哮证证治鉴别简表

分　型		主　证	舌　脉	病　机	治　法	方　例
发作期	寒痰渍肺	呼吸急迫，喉中痰鸣，痰白清稀	舌苔白滑，脉浮紧	寒痰渍肺肺气不利	温肺散寒豁痰利气	加味麻黄二陈汤
	痰热犯肺	呼吸急促，痰鸣气喘，痰黄黏稠，口渴喜饮	舌苔黄腻，脉滑数	痰热犯肺气道不利	清肺化痰降逆平喘	越婢加半夏汤

续表

分　型		主　证	舌　脉	病　机	治　法	方　例
缓解期	肺脾气虚	面色㿠白，短气乏力，食少口淡，大便溏薄	舌淡苔薄白，脉沉细	肺脾气虚气无所主	补肺固表健脾益气	补肺固表汤
	肺肾亏虚	喘促日久，呼多吸少，气短不续，动则更甚，阳虚兼畏寒肢冷；阴虚兼口燥咽干	偏阳虚，舌淡脉沉；偏阴虚，舌红少苔，脉细数	肺肾亏虚气失摄纳	补益肺肾	偏阳虚，右归丸加减；偏阴虚，七味都气丸加味

四、中医古籍精选

肺病令人上气，兼胸膈痰满，气行壅滞，喘息不调，致咽喉有声，如水鸡之鸣也。（《诸病源候论·气病诸候》）

喘者，促促气急，喝喝痰声，张口抬肩，摇身撷肚；哮者，与喘相类，但不似喘开口出气之多，而有呀呷之音。（《医宗必读·喘》）

喘有夙根，遇寒即发，或遇劳即发者，亦名哮喘。未发时，以扶正气为主；既发时，以攻邪气为主。扶正气者须辨阴阳，阴虚者补其阴，阳虚者补其阳。攻邪气者，须分微甚，或散其风，或温其寒，或清其痰火。然发久者，气无不虚，故于消散中宜酌加温补，或于温补中宜量加消散，此等证候，当眷眷以元气为念，必使元气渐充，庶可望其渐愈，若攻之太过，未有不致日甚而危者。（《景岳全书·喘促》）

大抵哮喘，未发以扶正为主，已发以攻邪为主。亦有痰气壅盛壮实者，可用吐法。大便秘结，服定喘药不效，而用利导之药而安者。必须使薄滋味，不可纯用凉药，亦不可多服砒毒劫药，倘若受伤，追悔何及。（《医学统旨》）

哮喘之病，寒邪伏于肺俞，痰窠结于肺膜，内外相应，一遇风寒暑湿燥火六气之伤即发，伤酒伤食亦发，动怒动气亦发，劳役房劳亦发。（《时方妙用·哮证》）

第四节　喘　证

喘证是由于外感，或内伤伤及肺肾所致的以气机升降出纳失常为主要病理变化，临床以呼吸急促、张口抬肩，甚则摇身撷肚、不得平卧为特征的疾患，常为某些急慢性疾病的主要症状。西医学的支气管哮喘，慢性喘息性支气管炎、肺炎、肺气肿等，出现本证临床特征时，可按本证治疗。

一、病因病理

喘证的发生，病因有外感与内伤之别。因于外感者，多由于外邪（六淫）袭肺，使肺气郁闭，清肃失常，或脾虚失健，聚湿成痰，痰浊上犯，壅阻肺气；或肝气郁结，逆乘于肺，以致气机升降出纳失常，发为喘证。故《丹溪心法·喘》云："肺以清阳上升之气，居五脏之上，通荣卫合阴阳，升降往来，无过不及，六淫七情之所感伤，饱食动作，脏气不和，呼吸之息，不得宣畅而为喘急。"因于内伤者，多由久病大病之后，或房室不节，或劳倦过度，肺肾亏虚，由于肺司呼吸，肾主纳气，肺为气之主，肾为气之根，肺肾虚弱，致使气机升降出纳失常，也可发为喘证。故《证治准绳》说："肺虚则少气而喘。"又说："真元耗损，喘生于肾气上奔。"本病如反复发作，经久不愈，终以肺肾虚极，以致清气难入，浊气难出，肺叶膨胀，发为肺胀等重证。

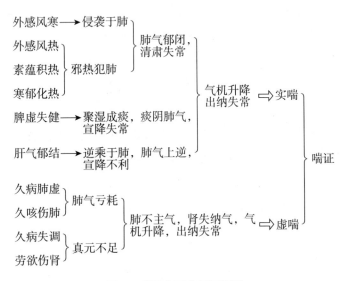

图4　喘证病因病理示意图

二、辨证施治

喘证与哮证均有呼吸困难，但病因病理及治疗，实有不同，应予区别。哮证病有宿根，为外因诱发所致的以痰随气升，痰气相搏，闭阻气道，肺气升降不利为主要病理变化的一种经常发作性疾病，哮必兼喘，而喘证则多并发于各种急慢性疾病中，以气机升降出纳失常为主要病理变化，喘不一定兼哮。故李士材在《医宗必读》中指出："喘者，促促气急，喝喝痰声，张口抬肩，摇身撷肚……哮者，与喘相类，但不似喘开口出气之多，而有呀呻之声，呻者，口开，呀者，口闭，开口闭口，尽有声音，呻呀二音，合成哮字，以痰结喉间，与气相击，故呻呀作声。"可见临床根据有无声响是区别哮证、喘证的关键，故《医学正传·哮喘》说："哮以声响名，喘以气息言。"此外，根据有无复发也可作为鉴别的依据。

喘证病因有外感内伤之别，病理变化有虚实之不同，如辨证不明，误犯虚虚实实之戒，病情极易恶化。诚如《景岳全书·喘促》所说："气喘之病，最为危候，治失其要，鲜不误人，欲辨之者，亦惟二证而已。所谓二证者，一曰实喘，一曰虚喘也。此两证相反，不可混也。"可见喘证辨别虚实最为要紧。一般说，实喘为外邪所致的实证，病变在肺，表现呼吸深长有余，惟呼出为快，气粗声高，脉数有力，病程短，病势急，其治主要在肺，以祛邪宣肺为原则；虚喘为内伤所致的虚证，病变在肺肾，表现呼吸短促难续，惟深吸为快，气怯声低，脉细弱，病程长，病势缓，其治重在肺肾，以益气摄纳，补肾定喘为原则。

（一）实喘

1. 风寒袭肺，气机不利

【脉证】喘急胸闷，咳嗽痰白，稀薄起沫，初起多兼恶寒，无汗，头痛，口不渴，舌苔薄白，脉浮而紧。

【治法】疏风散寒，宣肺利气。

【方药】麻黄汤加味（《习用方》：麻黄、桂枝、杏仁、厚朴、生姜、大枣、甘草）。

【按语】风寒袭表，内合于肺，邪实气壅，肺失宣降，故喘急胸闷，寒痰内阻，肺气不宣，故咳嗽痰白，稀薄起沫；风寒外束，卫气被郁，故恶寒，头痛；毛窍闭塞，则无汗。舌苔薄白，脉浮紧，为邪在肺卫之旁。

方中麻黄、桂枝辛温解表，宣肺散寒，杏仁、厚朴降气平喘，生姜、大枣、甘草调营和卫。

若痰多而胸闷喘逆不平者，宜加苏子、白芥子降气涤痰。若得汗而喘未平，可续用桂枝加厚朴杏子汤（《伤寒论》方：桂枝、白芍、大枣、生姜、甘草、厚朴、杏仁）。

若表寒未解，肺有郁热，证见恶寒发热、喘满心烦、口渴等表寒里热证，又宜发汗解表，清热平喘，方用大青龙汤（《伤寒论》方：麻黄、桂枝、杏仁、大枣、生姜、石膏、甘草）。

2. 痰热壅肺，气机郁滞

【脉证】喘促气急，胸高气粗，甚则鼻翼煽动，伴咳嗽痰多，咯吐不爽，痰黄黏稠，或发热，或胸痛，舌苔黄腻，脉滑数。

【治法】祛痰清热，利气平喘。

【方药】麻杏石甘汤加味（《习用方》：麻黄、杏仁、石膏、甘草、半夏、陈皮、厚朴）。

【按语】痰与热结，上壅于肺，肺失宣降，故喘促气急，胸高气粗，鼻翼煽动，肺失清肃，则咳嗽痰多；邪热内盛，气机不利，故痰黄黏稠，发热，胸痛。舌苔黄腻，脉滑数，均为痰热内盛之征。

方中麻黄、石膏辛凉相配，宣肺清热，杏仁、半夏化痰降逆，陈皮、厚朴利气平喘，甘草调和诸药。

若肺热偏甚，证见高热，口渴，舌红苔黄，宜去半夏，陈皮合泻白散（《小儿药证直诀》方：桑皮、地骨皮，甘草、粳米）。如咳嗽甚，宜加贝母、冬花化痰止咳。

3. 气郁伤肺，肺气上逆

【脉证】平素善忧多怒，复因精神刺激，突然呼吸短促，咽中不适，喘促不能平卧，苔薄，脉弦。

【治法】疏肝解郁，降气平喘。

【方药】半夏厚朴汤加减（《习用方》：半夏、厚朴、沉香、苏梗、代赭石、郁金）。

【按语】肝主疏泄，性喜条达，若情志不遂则肝气郁结，气逆犯肺，升多降少，胸中气乱，故呼吸短促，咽中不适，喘促不能平卧，苔白，脉弦，为气郁之征。

方中半夏、厚朴、沉香降气平喘，苏梗、郁金理气开郁，代赭石平肝降逆。

若兼咳嗽，宜加枇杷叶、杏仁降气止咳。如兼心悸失眠，宜加枣仁、夜交藤宁心安神。若兼心烦口苦、舌红苔黄等肝郁化火之象者，又宜加丹皮、栀子清肝泻火。待喘逆平息后，又当改用逍遥散（《太平惠民和剂局方》方：当归、白芍、柴胡、茯苓、白术、薄荷、生姜、甘草）以善其后。

（二）虚喘

1. 肺气虚弱，气失所主

【脉证】喘促气短，语音无力，咳声低弱，自汗畏风，甚则心悸肢冷，舌淡苔白，脉细弱无力。

【治法】补肺益气，固表定喘。

【方药】补肺汤（《永类钤方》方：人参、黄芪、熟地、五味子、桑皮、紫菀）。

【按语】肺为气之主，肺虚则气无所主，故喘促短气、语言无力，咳声低弱；肺主气属卫，肺虚则卫外不固，故自汗畏风，甚则心肺气虚，鼓动无力，故心悸肢冷。舌淡苔白，脉细弱无力，皆为气虚之象。

方中人参、黄芪益气固表，肺气根于肾，故以熟地、五味子益肾敛肺，更以桑皮，紫菀肃肺定喘。

若兼口燥咽干，舌红无苔，脉细数，为肺之气阴两伤，宜加沙参、麦冬滋阴生津。如心悸肢冷者，宜加炙甘草、桂心益气温阳。若有食少，便溏，并有气往下坠感，为肺脾同病，中气下陷，宜改用补中益气汤（《脾胃论》方：黄芪、炙甘草、党参、当归、陈皮、白术、升麻、柴胡）。

2. 肾阳不足，纳气无力

【脉证】气喘日久，呼多吸少，气不得续，动则更甚，形寒肢冷，全身乏力，腰膝发软，夜尿频繁，舌淡，苔白，脉细或沉迟。

【治法】补益下元，温肾纳气。

【方药】右归丸（《景岳全书》方：熟地、山药、枸杞、枣皮、鹿角胶、菟丝子、杜仲、当归、肉桂、附片）。

【按语】肾主纳气，肾阳虚衰，摄纳无力，故气喘，呼多吸少，气不得续；动则耗气，故动则更甚，"腰为肾之外府"，肾虚则腰膝发软，阳虚不能温养肢体，故见形寒肢冷，全身乏力，肾虚失固，故夜尿多。舌淡，苔白，脉沉迟，均为阳气虚弱之象。

方中熟地、山药、枣皮、枸杞滋补肾阴，鹿角胶、菟丝子、杜仲强肾益精，当归养血，肉桂、附片温肾纳气。

若喘甚者，宜加冬虫夏草、胡桃肉补肾纳气。若兼水肿、心悸、小便不利等阳虚水泛见证者，又宜改服真武汤（《伤寒论》方：附片、茯苓，白术、白芍、生姜）。待水肿等证消除后，继服上方巩固疗效，以治其本。

3. 肾阴不足，气失摄纳

【脉证】喘促日久，气短不续，动则更甚，头晕，目眩，耳鸣，手足心热，盗汗，口干咽燥，舌质红，少苔，或镜面舌，脉细数。

【治法】滋阴补肾、纳气定喘。

【方药】七味都气丸（《医宗己任编》方：枣皮、山药、熟地、泽泻、茯苓、丹皮、五味子）。

【按语】肾阴不足，气失摄纳，故喘促，气短不续，动则更甚；阴不敛阳，虚火上扰，故头晕目眩，耳鸣，阴虚内热，迫津外泄，故手足心热，盗汗，津不上承则口干咽燥。舌红，少苔，或镜面舌，脉细数，皆为阴虚内热之象。

方由六味地黄丸加五味子而成，取六味地黄汤滋阴补肾，五味子滋阴敛肺，纳气定喘。

若兼神疲乏力等气虚见证，宜用本方合生脉散（《内外伤辨惑论》方：人参、麦冬、五味）益气养阴。若兼畏寒肢冷或肢体浮肿、小便短少等阴阳两虚见证者，宜改用济生肾气丸（《济生方》方：熟地、枣皮、山药、丹皮、泽泻、茯苓、肉桂、附片、车前仁、怀牛膝）温阳行水，滋阴纳气。

三、临床体会

喘证一病，较为难治，故喻嘉言说："人身难治之病有百证，喘病其最也。"临床实喘易治，虚喘难治。喘证病因虽有外感、内伤之别，但病变必及于肺肾，方可发为本病，故喻嘉言医案中云："喘病无不本之于肺，然随所伤而互关，渐以造于其极，唯兼三阴之证者为最剧……而三阴又少阴肾者为最剧。"可见肺肾实为本病的根本，故临床当紧紧抓住这一根本。一般说来，实喘多在肺，虚喘多在肾，故前人有"在肺为实，在肾为虚"之说。根据这一特点，临床在辨证的基础上，实喘常用麻黄作为平喘必选之药。麻黄辛温，入肺、膀胱二经，《本草经》谓"发表出汗，去邪气，止咳逆上气，除寒热"，《本草备要》谓"治痰哮气喘"，可见麻黄发汗解表、宣肺平喘的功效是肯定的。近年药理研究也证实麻黄能兴奋中枢神经，对于大脑、中脑及延脑，呼吸与循环中枢，均有兴奋作用，故把麻黄作为治实喘之要药。应用本药应注意，如取其宣肺散寒作用，剂量可用至12克左右；若取其清肺平喘作用，宜佐以石膏，一般以1∶3的比例较为合适；如正气偏虚而已有汗出之象，又宜改用炙麻黄，剂量不可过大，此外，也可将甘草麻黄用成等量，能减轻发散作用，但平喘作用仍然存在。至于心源性哮喘本药又不相宜，可能与本品能刺激交感神经，使血管收缩，血压升高，增加心脏负担有关。至于虚喘的治疗重点虽然在肾，但由于肺主呼吸，正常情况下肺与肾之间有着呼吸与纳气的关系，肺的呼吸，要靠肾的纳气，反之，肾的纳气，也有赖于肺的呼吸，从而保持呼吸有常，升降有度。此外，肺与肾金水相生，肺气充足，则精气下输于肾，肾精足则精气上滋于肺，从而保持相互滋生的母子关系。在病理情况下，肺与肾相互影响，有肺病及肾的，也有肾病及肺的，故临床肺肾同病屡见不鲜，喘证也不例外。此种证候，一是要分清主次，由肺及肾者，当治肺为主，佐以治肾；由肾及肺者，又宜治肾为主，佐以治肺。二是要分别缓急，以肺虚为主而兼有肾虚者，先治肺而后治肾，以肾虚为主而兼有肺虚者，又宜肺肾同治。

应当指出，久病出现喘促之象，或虚喘病人出现烦躁不安，汗出肢冷，喘逆痰壅，心慌气短，脉散大无根等，是肺肾气绝，病情恶化，预后不佳之征，正如《沈氏尊生书》所说："元气衰微，阴阳不接续，最易汗脱而亡，一时难救，古人言诸般喘症，皆属恶候是也。盖人身气血阴阳，如连环式样一般，两圈交合之中，一点真阳，命也，牵扯和匀，即呼吸调息也。若不接续，即见鼻煽唇青，掀胸抬肚，张口抬肩等状，脉亦不续，无神即死，故凡喘皆不可忽视也。"临床应当注意。

表 4　喘证证治鉴别简表

分　型		主　证	舌　脉	病　机	治　法	方　例
实喘	风寒	喘急胸闷，咳嗽痰白，或兼恶寒，无汗	舌苔薄白，脉浮紧	风寒袭肺气机不利	疏风散寒宣肺利气	麻黄汤加味
	痰热	喘促气急，胸高气粗，咳痰黏稠	苔黄腻，脉滑数	痰热壅肺气机郁滞	祛痰清热利气平喘	麻杏石甘汤加味
	气郁	平素善忧多怒，复因精神刺激，突然呼吸短促，喘急	苔薄，脉弦	气郁伤肺肺气上逆	疏肝解郁降气平喘	半夏厚朴汤加减

续表

分　型		主　证	舌　脉	病　机	治　法	方　例
虚喘	肺气虚	喘促气短，语言无力，咳声低弱	舌淡，苔白，脉细弱	肺气虚弱气失所主	补肺益气固表定喘	补肺汤
	肾阳虚	气喘日久，呼多吸少，动则更甚，形寒肢冷，腰膝发软	舌淡，苔白，脉细或沉迟	肾阳不足纳气无力	补益下元温肾纳气	右归丸
	肾阴虚	喘促日久，气短不续，头晕耳鸣，潮热盗汗	舌质红，苔少，脉细数	肾阴不足气失摄纳	滋阴补肾纳气定喘	七味都气丸

四、中医古籍精选

诸气膹郁，皆属于肺。(《素问·至真要大论》)

肺气虚则鼻塞不利，少气。实则喘喝，胸盈仰息。(《灵枢·本神》)

肾足少阴之脉，是动则病……喝喝而喘。(《灵枢·经脉》)

不得卧，卧则喘者，是水气之客也。(《素问·逆调论》)

将理失宜，六淫所伤，七情所感，或因坠堕惊恐，涉水跌仆，饱食过伤，动作用力，遂使脏气不和，荣卫失其常度，不能随阴阳出入以成息，促迫于肺，不得宣通而为喘也。(《济生方·喘》)

肺以清阳上升之气，居五脏之上，通荣卫，合阴阳，升降往来，无过不及，六淫七情之所感伤，饱食动作，脏气不和，呼吸之息，不得宣畅而为喘急。亦有脾肾俱虚，体弱之人，皆能发喘。又或调摄失宜，为风寒暑湿邪气相干，则肺气胀满，发而为喘，又因痰气皆能令人发喘。治疗之法，当究其源。如感邪气则驱散之，气郁即调顺之，脾肾虚者温理之，又当于各类而求。（《丹溪心法·喘》）

呼吸急促者谓之喘，喉中有响声者谓之哮，虚者气乏身凉，冷痰如冰，实者气壮胸满，身热便鞕。（《医学入门·辨喘》）

实喘者，气长而有余；虚喘者，气短而不续。实喘者胸胀气粗，声高息涌，膨膨然若不能容，惟呼出为快也；虚喘者，慌张气怯，声低息短，惶惶然若气欲断，提之若不能升，吞之若不相及，劳动则甚，则惟急促似喘，但得引长一息为快也。（《景岳全书·喘促》）

有肺虚夹寒而喘者乙有肺实夹热而喘者，有水气乘肺而喘者……如是等类，皆当审证而主治之。（《仁斋直指附遗方论·喘嗽》）

凡喘至于汗出如油，则为肺喘，而汗出发润，则为肺绝……气壅上逆而喘，兼之直视谵语，脉促或伏，手足厥逆乃阴阳相背，为死证。（《诸证提纲·喘证》）

第五节　肺　胀

肺胀是由于多种肺系疾病后期所致的以肺肾虚极，升降无力，清气难入，浊气难出，肺叶膨胀，津液敷布失调为主要病理变化，临床以喘促、咳嗽、浮肿等为主证的一种慢性虚弱性疾病，包括西医学的肺气肿、肺源性心脏病等，常复发于冬寒季节。治疗上需本着"急则治其标，缓则治其本"的原则，针对本病标在喘、咳、肿，治宜平喘、止咳、消肿，本在肺肾亏虚，治宜补肺益肾为原则。

一、病因病理

祖国医学认为，凡能导致肺气虚衰，并由肺及肾，引起肺肾虚衰的原因，都可以最终造成肺胀。如年老正虚，肺肾自然衰退；或因大病久病之后，精气内伤，肺肾虚损，或因久咳，久哮，久喘，肺长期失于清肃，由肺及肾，致使肺肾两虚。肺为气之主，肾为气之根，肺肾同司呼吸。如肺肾虚极，则肺失降气，肾不纳气，上下不交，升降失司，致使清气难入，浊气难出，肺叶膨胀，肺气不得发泄，发为肺胀。肺脾肾三脏共同完成体内正常水液的代谢，今肺肾俱虚，肺虚则通调水道失职，肾虚则气化失司，从而使水湿内停，若泛溢肌肤，则生水肿，若津变为痰，水泛为饮，伏于胸膈，一旦为外邪所干，寒化则为寒饮射肺，热化则为痰热壅肺。肺贯心脉而行呼吸，肾主水而纳气，肺肾俱虚，进一步导致心阳不振，阳虚寒凝，阴寒弥漫，瘀阻血脉，血瘀则水停，水停则气滞，气愈滞，血愈瘀，水愈停。如此循环往复，正气愈虚，最终形成心肾阳亡，肺肾气绝的险证。

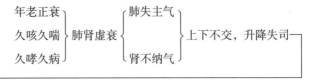

图 5　肺胀病因病理示意图

二、辨证施治

本病临床以喘促、咳嗽、浮肿为常见症状。喘促，是肺肾气虚，肺失主气，肾失纳气所引起，常逐年加重，遇劳则甚。咳嗽，是肺失清肃所致，常积年久咳，复因外感触动内饮而加重。浮肿，是肺肾俱虚，心阳不振，阳虚寒凝，血脉瘀阻，血瘀水停所致，常自下而上，伴以小便不利，四肢不温，心悸气短。本病证情复杂，变化多端，临床有表现一派虚寒的，有虚中兼实、虚实互见的，有上实下虚、上热下寒的，但总以阳虚为其根本，故常复发于寒冬季节。治疗当分清虚实，辨明脏腑，随证施治。

（一）实证

1. 风寒外束，寒饮涉肺

【脉证】咳嗽喘促，倚息不得卧，心悸气短，动则更甚，痰多白沫，口不渴，或背心冷，或面目浮肿，或恶寒发热，苔白滑，脉弦滑。

【治法】解表散寒，温肺化饮。

【方药】小青龙汤（《伤寒论》方：麻黄、桂枝、干姜、细辛、半夏、五味子、白芍、甘草）。

【按语】素体饮邪内伏，遇寒诱发。寒饮上逆，肺气不降，故咳嗽喘促，倚息不得卧；饮邪凌心，则心悸；肺肾本虚，出纳无力，故气短，动则更甚；寒未化热，饮未凝积，故痰多白沫，不口渴；饮伏肺俞，则背心冷；水饮泛溢，则面目浮肿，风寒在表在肺，故恶寒发热。舌苔白滑，脉弦滑亦为寒饮内停之明证。

方中麻黄、桂枝发汗解表，宣肺平喘，干姜、细辛、半夏温肺化饮，祛痰止咳，五味子、白芍敛肺和营，甘草调和诸药。

若喘甚心悸，宜加茯苓宁心利水。如寒痰壅盛，宜加苏子温肺化痰。如浮肿甚，小便不利者，宜加车前仁、泽泻利水消肿。如饮邪郁久化热，证见烦躁、口渴、苔黄、脉数者，又宜加石膏、地龙清热平喘。

2. 痰热壅肺，肺气上逆

【脉证】具有寒饮涉肺的一般症状，唯咳吐黄稠痰，口渴，伴发热恶风，舌苔黄腻，舌质紫而干，脉滑数。

【治法】清肺降气，化痰逐饮。

【方药】葶苈大枣泻肺汤加味（《习用方》：葶苈子、大枣、麻绒、杏仁、石膏、款冬花、瓜壳、旋覆花、花粉、甘草）。

【按语】外邪或痰饮郁久化热，痰热壅肺，肺气上逆，清肃之令不行，故咳喘而吐黄稠痰，口渴；若为风热引动，则兼发热恶风等表证。舌苔黄腻，舌质紫干，脉滑数，皆为痰热内盛、气机不畅之象。

方由葶苈大枣泻肺汤合麻杏石甘汤加味而成。取葶苈大枣泻肺汤行水泻肺，麻杏石甘汤宣肺平喘，款冬花、瓜壳、旋覆花化痰降气，花粉、甘草清热生津。

若热伤肺络，证见痰中夹血，或鼻衄者，宜加栀子炭、茅根。如咳逆干呕，宜加枇杷叶、竹茹和胃降逆。若兼大便秘结，宜加瓜蒌仁润肠通便。

（二）虚证

1. 肺气虚弱，宣降无力

【脉证】喘促气短，咳音低沉，语言无力，身倦乏力，面色㿠白，自汗，舌淡，苔白，脉弱。

【治法】补肺益气，止咳平喘。

【方药】人参蛤蚧散加味（《习用方》：太子参、蛤蚧〔去眼，瓦上焙干，研末〕、黄芪、甜杏仁、白果、京半夏、川贝、炙甘草）。

【按语】久咳久喘，损伤肺气，肺气不足，升降无力，出纳失常，故喘促短气，咳音低沉，语言无力，身倦乏力；气虚则血弱，失荣于面，故面色㿠白；肺气虚弱，卫外不固，则自汗。舌淡，苔白，脉弱，皆为气虚之象。

方中太子参、蛤蚧补肺益气，黄芪、炙甘草益气固表，甜杏仁、白果敛肺定喘，京半夏、川贝化痰止咳。

若兼心悸者，宜加茯神，远志宁心安神。如兼脾虚，证见食欲不振，口淡无味，大便溏薄，宜加山药、扁豆健脾益气。若兼口干咽燥、手足心热、舌红、脉细数等阴虚证者，又宜加服生脉散（见喘证节）。

2. 肾气亏虚，纳气无力

【脉证】咳嗽喘促，气短不续，呼多吸少，动则喘息加重，不能平卧，畏寒肢冷，尿频数，舌胖嫩，苔白滑，脉沉细。

【治法】补肾纳气，培元固本。

【方药】右归丸（见喘证节）加人参、蛤蚧。

【按语】肾为气之根，肾虚则纳气无力，故咳嗽喘促，气短不续，呼多吸少；动则耗气，故动则加重；肾火不足，肢体失煦，故畏寒肢冷；肾虚不能制下，故尿频数。舌胖嫩，苔白滑，脉沉细，皆为阳气不足之象。

方取右归丸补肾填精，培元固本；人参，蛤蚧补肺益气，纳气定喘。

若属阳虚水泛，证见全身浮肿，小便短少，心悸怯寒，手足不温，舌紫苔白，脉沉细者，宜温阳利水，方用真武汤（见喘证节）。待肿消后，继用上方治疗。

（三）危重证

1. 痰阻心窍，络道不利

【脉证】肺胀日久，突然神志恍惚，烦躁不安，甚则抽搐，昏迷，舌苔白滑，脉弦滑。

【治法】涤痰开窍，镇痉和络。

【方药】导痰汤（《济生方》方：半夏、茯苓、陈皮、枳壳、南星、生姜、甘草）。

【按语】心主神明，心窍为痰所蒙蔽，故见神志恍惚，烦躁不安，嗜睡，昏迷；痰浊流窜经络，络道不利，故抽搐。舌苔白滑，脉弦滑，皆为痰浊内阻之象。

方由二陈汤加味而成，取二陈汤祛痰理气，枳壳、南星行气涤痰。

若痰多色白，静而不烦，面白唇紫，四肢不温，苔白腻，为寒痰阻滞之证，宜加石菖蒲、远志，并送服苏合香丸半粒，每天服两次，以辛温开窍。若痰多黄稠，面赤气粗，躁动不安，或抽搐，二便闭阻，舌苔黄腻，脉滑数，为痰热阻窍之象，宜去半夏，南星易胆南星，加天竺黄、竹叶心、象贝，配服至宝丹一粒，日服两次，以辛凉开窍，同时配合针刺人中，太冲，丰隆，并在十二井穴针刺放血。

2. 心肾阳亡，肺肾气绝

【脉证】肺胀日久，突见烦躁不安，汗出如油，四肢厥冷，喘逆痰壅，心慌气短，脉散大无根。

【治法】镇纳肾气，扶阳固脱。

【方药】参附汤（《正体类要》方：人参，附片）合生脉散（见喘证节），并送服黑锡丹，艾灸百会，神厥，同时配合西医药抢救。

【按语】肺胀日久，肺肾虚极，元气欲脱，故见喘逆痰壅，心慌气短；心肾阳亡，则烦躁不安，汗出肢冷，脉散大无根亦为元气欲脱之象。

方取人参、附片回阳固脱，麦冬、五味子敛肺生津，黑锡丹温补下元，镇纳肾气。

若汗出多者，宜加龙骨、牡蛎敛汗固脱。待阳回之后，再辨证用药以巩固疗效。

三、临床体会

肺胀一病多由久咳久喘发展而成，西医肺心病也多由慢支炎、肺气肿发展所致，可见肺心病与肺胀实相吻合。本病病程多长，有一个由量变到质变的过程，故决定了本病的顽固性。临床病人多以发作时就诊，平时未图治疗，故治标机会多，而治本机会很少，这是造成本病不易治愈的原因之一。本病属本虚标实之证，其本在肺肾亏虚，其标在痰浊、水停、血瘀。发作期多表现标证，实证，平时多表现本虚证，故发作期治标，以祛痰、行水、活血为主要治法，平时治本，以补肺益气、助肾纳气为原则。至于危重证的治疗，首先应分清闭证与脱证，闭证是邪气内闭，属实证，表现痰阻心窍、络道不利的证候，痰有寒痰热痰之别，故有阴闭阳闭之分，阴闭系寒痰为患，阳闭为热痰所致。闭证治宜开，阴闭需温开，阳闭宜凉开，急救宜用针刺法。脱证是阴阳将绝的险候，表现心肾阳亡、肺肾气绝的险证，属虚证，治宜急固，急救宜用艾灸法。闭脱二症不可混淆，切须注意。由于心肺同居上焦，肺朝百脉，主气，心主血，血液的运行全赖气之推动，今肺气既虚，推动无力，加之肾之阳气亏损，阴寒内盛，瘀阻脉络，致使气血运行不畅，瘀血内停，故活血化瘀法在本病中具有非常重要的意义。临床凡见唇舌青紫、面色晦暗、脉涩者，均宜在辨证用药的基础上，酌加桃仁、红花、丹参、赤芍等活血化瘀药，以改善血液循环。应当指出，本病水肿的形成，也因血瘀气滞所致，血愈瘀，气愈滞，水愈停，反之，水停又加重气滞血瘀，如此反复不已，发展成气滞、血瘀、水停的重证，故临床选药时要注意照顾到这三者的关系，根据其偏重的不同，合理选药。本病治标宜用汤剂，治本宜用丸剂、膏剂，危重证的治疗应强调中西医结合治疗为好。

表5　肺胀证治鉴别简表

分　型		主　证	舌　脉	病　机	治　法	方　例
实证	寒饮涉肺	咳喘气急，痰多白沫，口不渴，伴恶寒发热	苔白滑，脉弦滑	风寒外束寒饮涉肺	解表散寒温肺化饮	小青龙汤
	痰热壅肺	咳喘急促，痰黄黏稠，口渴伴发热恶风	苔黄腻，舌紫而干，脉滑数	痰热壅肺肺气上逆	清肺降气化痰逐饮	葶苈大枣泻肺汤加味

续表

分　型		主　证	舌　脉	病　机	治　法	方　例
虚证	肺气虚弱	喘促气短，咳音低沉，语言无力，面色㿠白，自汗	舌淡，苔白，脉弱	肺气虚弱宣降无力	补肺益气止咳平喘	人参蛤蚧散加味
	肾气亏虚	咳喘气短，呼多吸少，动则喘甚，不能平卧	舌胖嫩，苔白滑，脉沉细	肾气亏虚纳气无力	补肾纳气培元固本	右归丸
危重证	痰阻心窍	肺胀日久，突然神志恍惚，烦躁不安，甚则抽搐，昏迷	舌苔薄白，脉弦滑	痰阻心窍络道不利	涤痰开窍镇痉和络	导痰汤
	心肾阳亡	肺胀日久，突见烦躁不安，汗出如油，四肢厥冷，喘逆痰壅心慌气短	脉散大无根	心肾阳亡肺肾气绝	镇纳肾气扶阳固脱	参附汤合生脉散，送服黑锡丹

四、中医古籍精选

肺之痈，喘而两胠满。（《素问·大奇论》）

上气喘而躁者，属肺胀。（《金匮要略·肺痿肺痈咳嗽上气病脉证并治》）

肺主于气，邪乘于肺则肺胀，胀则肺管不利，不利则气道涩，故上气喘逆鸣息不通。（《诸病源候论·上气鸣息候》）

其证气胀满，膨膨而咳喘。（《圣济总录·肺胀》）

肺胀喘满，膈高气急，两胁煽动，陷下作坑，两鼻窍张，闷乱嗽渴，声嘎不鸣，痰涎壅塞。（《寿世保元·痰喘》）

肺胀者，动则喘满，气急息重，或左或右，不得眠者是也。如痰挟瘀血碍气，宜养血以流动乎气，降火以清利其痰……风寒郁于肺中，不得发越，喘嗽胀闷者，宜发汗以祛邪，利肺以顺气。（《证治汇补·咳嗽》）

第六节　肺　痨

肺痨是由于正气内虚，痨虫乘虚犯肺，腐蚀肺叶所致的以阴虚肺热为主要病理变化，临床以潮热、盗汗、咳嗽、胸痛、咯血、消瘦六大主证为特点的一种具有传染性的慢性消耗性疾病，相当于西医学的肺结核病，治疗上以杀虫、补虚为原则。

一、病因病理

本病的发生，是由于素禀薄弱，起居不慎，忧思恼怒，酒色劳倦等，耗伤气血津液，正气先伤，体虚不复，痨虫乘虚犯肺，腐蚀肺叶所引起。诚如《古今医统·痨瘵门》所说："凡此诸虫……着于怯弱之人，人不能知，日久遂成痨瘵之证。"痨虫蚀肺，有动热伤阴的特点，使肺失滋润，清肃失常，形成阴虚肺燥。日久阴损及阳，肺气受损，致肺气阴两亏。若肺虚失治，子耗母气，由肺及脾，进一步引起阴虚脾弱证，脾虚则水谷精微不能上输于肺，肺津不足，无以自养，使肺更虚。肺阴亏耗，金不生水，导致肾阴不足，引起肺肾阴虚。肾阴不足，则水不涵木，致使肝火偏亢。如进一步波及于心，可导致心阴不足的证候。如此循环往复，形成五脏交亏的恶候，故前人有"其邪展转，乘于五脏"之说。

应当指出，本病的病位虽然在肺，但如失于防治，则痨虫还可乘虚蔓延，若上侵喉头、气道，引起"喉疮失音"即喉结核；下入肠道，则成"腹中包块"即肠结核；流窜经络，则成"马刀挟瘿"即颈淋巴结核；侵蚀骨髓，则成骨结核。此说明本病是可以传变至其他部位的，临床应当注意。

总之，本病开始多为阴血亏耗，病在于肺；继则由肺及脾，肺脾同病；或阴虚火旺，肺肾同病，兼及心肝；终则阴损及阳，元气耗损，发为阴阳俱虚的重证。但从整个病理演变来看，总以阴虚为主，故喻嘉言说："阴虚者十之八九，阳虚者十之一二。"

内因 正气内虚 ⎫
外因 痨　虫 ⎬ 乘虚犯肺 ⟶ 腐蚀肺叶，动热伤阴 ⟶ 阴虚肺燥 ⎫
⇓
肺虚失治 ⟶ 子耗母气，病及于脾 ⟶ 阴虚脾弱 ⎬ 肺痨
⇓
肺虚及肾 ⟶ 肾水亏虚，虚火上扰 ⟶ 阴虚火旺 ⎭

图6　肺痨病因病理示意图

二、辨证施治

本病的起病情况及证候表现极不一致，有缓有急，有轻有重，因人的脏腑气血盛衰而异，但总以潮热、盗汗、咳嗽、胸痛、咯血、消瘦六大主证为临床特点。治疗上总宜以"补虚""杀虫"为原则，故《医学正传》提出"一则杀其

虫以绝其根本,一则补其虚以复其真元"的两大治疗原则,颇符合临床实际,目前已证实能杀灭或抑制结核杆菌(痨虫)的中药如百部、白及、大蒜等,宜在辨证的基础上,酌情选加,以达到杀虫的目的。至于补虚,重在培补肺脾肾三脏,施治大法以滋阴降火为主。应当注意,本病的病理具有阴虚内热的特点,故遣方用药切忌辛温升散,苦寒克伐,大温大热。要注意泄热不过寒,滋阴不过腻,益气不过温,止血不过凉,化痰不过燥,降气不过沉,祛瘀不过破,平正通达为原则。

1. 阴虚肺燥,清肃失常

【**脉证**】干咳少痰,声音发嘶,潮热盗汗,手足心热,或痰中带血,或大量咯血,或口燥咽干,舌质红,脉细数。

【**治法**】滋阴润肺,杀虫止血。

【**方药**】月华丸加减(《习用方》:沙参、麦冬、天冬、生地、川贝、百部、阿胶、白及)。

【**按语**】痨虫蚀肺,肺阴受损,清肃失常,故咳嗽;肺阴不足,喉头失润,故声音发嘶,口燥咽干;阴虚内热,逼津外泄,故潮热盗汗,手足心热;热伤肺络,迫血妄行,故痰中带血,或大量咯血。舌质红,脉细数,均属阴虚内热之象。

方中沙参、麦冬、天冬、生地滋阴润肺,川贝、百部清肺化痰,杀虫止咳,阿胶、白及滋阴止血。

若咳吐黄痰,肺热甚者,宜加冬瓜仁、桑皮清热化痰。如兼胸痛者,宜加郁金,橘络和络止痛。若兼咽痛者,宜加玄参、木蝴蝶清热利咽。

2. 阴虚脾弱，健运失司

【脉证】除具有阴虚肺燥的症状外，尚兼有食少纳呆，口淡无味，食后腹胀，倦怠乏力，或大便溏薄，或眼睑浮肿，舌苔白，脉细弱。

【治法】润肺杀虫，甘淡实脾。

【方药】沙参麦冬汤加减（《习用方》：沙参、麦冬、花粉、玉竹、扁豆、怀山、白及、百部、甘草）。

【按语】肺虚及脾，健运失司，故食少纳呆，口淡无味，食后腹胀；脾失健运，化源减少，精血空虚，全身失养，故倦怠乏力。脾运失司，水液输布失调，故便溏浮肿。苔白，脉细弱亦为脾虚之象。

方中沙参、麦冬、花粉、玉竹滋阴润肺，生津止渴；扁豆、怀山、甘草甘淡益脾；白及、百部杀虫止血。

若咳嗽痰多，宜加京半夏、陈皮祛痰止咳。如腹胀腹泻，宜加厚朴花、莲米理气健脾。若浮肿甚，宜加茯苓皮、冬瓜皮利水消肿。

3. 阴虚火旺，肺肾亏虚

【脉证】除具有阴虚肺燥的见证外，尚有头晕耳鸣，失眠心悸，腰脊酸软，男子遗精，女子月经不调，舌质红，脉细数。

【治法】滋阴益肾，润肺杀虫。

【方药】百合固金汤加减（《习用方》：百合、生地、熟地、玄参麦冬、川贝、蜂蜜、百部、白及）。

【按语】病久及肾，肺肾阴虚，肾精不足，脑海失养，故头晕耳鸣；腰为肾之外府，肾虚则腰失其养，故腰脊酸软；肾阴不足，水不济火，心肾不交，故失眠心悸；水不涵

木，相火偏亢，扰动精室，故遗精，损及冲任，则月经不
调。舌质红，脉细数，为阴虚内热之证。

方中百合、生地、熟地、玄参滋补肺肾，麦冬，川贝、
蜂蜜润肺止咳，百部、白及杀虫止血。

若兼脾虚，证见食少便溏，倦怠嗜睡，宜加山药、鸡内
金健脾益气。如盗汗甚，宜加浮小麦、煅龙骨滋阴敛汗。若
遗精频繁，宜合封髓丹（《卫生宝鉴》方：黄柏、砂仁、甘
草）。如咯血量多，宜加阿胶、三七滋阴止血。

4. 气阴两伤，精血俱亏

【脉证】劳热骨蒸，盗汗遗精，咳呛咯血，喘息气短，
自汗畏风，纳呆便溏，面浮肢肿，神疲倦怠，形体消瘦，面
白颧红，舌光红，脉细。

【治法】益气滋阴，填补精血。

【方药】大补元煎（《景岳全书》方：人参、熟地、山
药、枣皮、杜仲、当归、枸杞子、炙甘草）合生脉散（见喘
证节）。

【按语】病久失治，阴损及阳，三脏并损，元气亏耗，
故临床表现气阴两伤，精血俱亏之证。肺肾阴虚，虚火亢
盛，故劳热骨蒸，盗汗遗精，咳呛咯血；肺气耗散，气无所
主，卫阳不固，故喘息气短，自汗畏风；脾气亏损，健运失
司，故纳呆便溏，面浮肢肿；痨伤精血，脏腑失养，故神疲
倦怠，形体消瘦。面白颧红，舌光红，脉细，皆属气阴两
伤，精血俱亏之象。

方以大补元煎补肾填精，益气养血；生脉散益气滋阴，
敛肺止咳。

若自汗畏风甚，宜加黄芪益气固表。如骨蒸潮热甚者，

宜加龟板、白薇滋阴清热。若兼食欲极差，口淡无味等脾虚见证者，宜加白术、扁豆健脾益气。若喘息甚，张口抬肩，不能平卧，此为肺肾气虚，肺不主气，肾失纳气之证，宜加蛤蚧、核桃仁纳气定喘。

三、临床体会

肺痨一病，前人列入中医内科四大证之一，是肺系的主要传染病，危害极大，故《肘后方》说："死后复传之旁人，乃至灭门。"可见本病传染性之强，危害之大，截至目前仍是严重危害人民健康的传染病之一。

祖国医学对本病的治疗积累了丰富的经验，综观前人的经验，归纳有"杀虫""补虚"两大原则。杀虫是针对病因而言，补虚是针对病人而言，前者能杀灭痨虫以绝其根本，后者能益正气以复其真元，两者兼顾，使邪去正复，从而达到治愈本病的目的，这是中医治疗本病的重要特点。就其杀虫临床常选对痨虫有抑制和杀灭作用的药物，如百部、白及、獭肝、大蒜等，实验也证明这些药物对结核杆菌有较强的抑制和杀灭作用，更证明了中医杀虫理论的存在。但中医杀虫除选用一些能直接杀痨虫的药外，更重要的还在于扶植正气，增强抵抗力，调动机体内在因素，达到消灭痨虫的目的。近些年来，随着西医抗痨药物，如链霉素、异烟肼等的普遍使用，确实对杀灭结核杆菌（痨虫）起了不可否认的积极作用，比中药杀虫效果好，但西医学只注重了病因这一方面，而忽略了人体是一个有机的整体，所以，单纯西医治疗往往病程较长，复发率高，病后恢复慢。如采取中西医结合治疗本病，则可缩短病程，减少复发，缩短恢复期。临床治疗本病，多取其西药杀虫作用，又取其中医的补虚方法，即以西药祛邪，中药扶正，邪正兼顾，协同奏效，实践证明，可以提高疗效，有利于恢复健康。此外，本病常服生大蒜能达到抑制结核杆菌生长，促进组织修复及吸收的目的，与药物同用，可增强疗效，是本病简单易行的辅助疗法之一。

表 6　肺痨证治鉴别简表

分　型	主　证	舌　脉	病　机	治　法	方　例
阴虚肺燥	干咳少痰，声音发嘶，潮热盗汗，痰中带血	舌质红，脉细数	阴虚肺燥清肃失常	滋阴润肺杀虫止血	月华丸加减
阴虚脾弱	同上，尚兼食少，纳呆，口淡无味，腹胀便溏	苔白，脉细弱	阴虚脾弱健运失司	润肺杀虫甘淡实脾	沙参麦冬汤加减
阴虚火旺	除具阴虚肺燥见证外，尚有头晕耳鸣，失眠心悸，腰脊酸软	舌质红，脉细数	阴虚火旺肺肾亏虚	滋阴益肾润肺杀虫	百合固金汤加减
气阴两伤	劳热骨蒸，盗汗遗精，喘息气短，自汗畏风，神疲倦怠，形体消瘦	舌光红，脉细	气阴两伤精血俱亏	益气滋阴填补精血	大补元煎合生脉散

四、中医古籍精选

痨瘵

夫痨瘵一症，为人之大患。凡受此病者，传变不一，积

年染疰，甚至灭门，可胜叹哉！（《重订严氏济生方·诸虚门·痨瘵论治》）

瘵可传注，急宜早治

尸注、鬼注病者，葛云：即是五尸之中，尸注又挟诸鬼邪为害也。其病变动，乃有三十六种，至九十九种……累年积月，渐就顿滞，以致于死，死后复传之旁人，乃至灭门，觉知此候者，便宜急治之。（《肘后备急方·卷之一·治尸注鬼注方第七》）

骨蒸病者，亦名传尸，亦谓殗碟，亦称伏连，亦曰无辜。丈夫以癖气为根，妇人以血气为本，无问少长，多染此疾，婴孺之流，传注更苦。（《外台秘要·卷第十三·灸骨蒸法图四首》）

大抵合而言之，曰传尸，别而言之，曰骨蒸、殗碟、复连、尸疰、痨疰、虫疰、热疰、冷疰、食疰、鬼疰是也。（《重订严氏济生方·诸虚门·痨瘵论治》）

瘵虫食人骨髓。（《仁斋直指方·痨瘵》《内科学·上篇·肺痨》）

五虫皆能杀人，惟肺虫为急，肺虫居肺叶之内，蚀人肺系，故成瘵疾，咯血声嘶，药所不到，治之为难。（《普济本事方·卷第七·诸虫飞尸鬼疰》）

夫传尸痨者……或连及亲族，至于灭门。（《永类钤方》引水丘先生《紫庭治瘵秘方》）（《杂病广要·内因类·骨蒸》）

夫传尸、复连、殗碟者，皆起于骨蒸、遁尸故也。此病多因临尸哭泣，尸气入腹，连绵不已，或三年至五年，有能食不作肌肤，或三日五日，若微劳即发，常头额间骨节痛，

壮热而翕翕然，死复家中更染一人，如此相传，故名复连也。(《太平圣惠方·卷第三十一·治传尸复连殗碟诸方》)

治传尸病，遁注骨蒸、伏连、殗碟，此病多因临尸哭泣，尸气入腹，连绵或三年五年，有能食不作肌肤，或三日五日有微劳即发，大都当额头骨间，寻常热熻熻然，死后家中更易一人，如此乃至灭门。(《圣济总录·卷第九十三·骨蒸传尸门》)

夫疰者注也，自上至下，相传骨肉，乃至灭门者有之，其症脏中有虫啮心肺间，名曰瘵疾，难以医治。(《丹溪心法·痨瘵十七》)

传尸痨瘵、虚劳，热毒积久，则生恶虫，食人脏腑。……同气连枝，多遭传染，甚而灭门，大可畏也。(《医宗必读·卷之六·虚痨》)

夫病此者，始多未免姑息日久，直至发热不休，形体瘦甚，真元已脱，然后求医治疗，虽仓、扁复生，莫能救其万一，良可叹哉！虽然一人未足怜也，况其侍奉亲密之人，或同气连枝之属，熏陶日久，受其恶气，多遭传染，名曰传尸，又曰丧尸，曰飞尸，曰遁尸，曰殗碟，曰尸注，曰鬼注，盖表其传注酷疟，而神妙莫能以测之名也。虽然，未有不由气体虚弱，劳伤心肾而得之者。初起于一人不谨，而后传注数十百人，甚而至于灭族灭门者，诚有之矣。然此病最为可恶，其热毒郁积之久，则生异物恶虫，食人脏腑精华，变生诸般奇状，诚可惊骇。……凡人觉有此症，便宜早治，缓则不及事矣。(《医学正传·卷之三·劳极》)

此名痨瘵，最重难治。轻者必用药数十服，重者期以岁年，然必须病人爱命，坚心定志，绝房室，息妄想，戒恼怒，节饮食，以自培其根，否则，虽服良药亦尤用也。此病治之于早则易，若到肌肉销烁，沉困着床，脉沉伏细数，则难为矣。(《薛氏医按·明医杂著·卷之一·痨瘵》)

然而，一人未足怜也，尤有侍奉亲密之人，或同气兄弟，子女之属，受其恶气，多遭传染，名曰传尸，甚至灭门者有矣。又此病最恶，其热毒郁积之久，则生异物恶虫，食人脏腑精华，变生奇状，诚可惊骇。(《明医指掌·卷七·虚损痨瘵症七》)

痨瘵日久，或生恶虫，蛀蚀脏腑，久而通灵，变化无常，身死之后，传染子孙，甚则灭门，名曰传尸劳。(《医碥·卷二·杂症·虚损痨瘵》)

痨者，劳也。如人陷于牢狱一般，有死期无生日耳。……瘵者，败也，坏也。延蛀而败坏之义，有死兆，无生机耳。(《七松岩集·常见病症辨治法·二十八·痨瘵》)

阴虚痰瘀，痨虫为病

论曰：虚劳骨蒸者，本热劳之气，染著气血，深连骨髓，侵伤五脏，久不已，各随其脏气之虚熏蒸而成疾也。(《圣济总录·卷第九十三·骨蒸传尸门》)

夫骨蒸咳嗽者，是脏腑气衰，热伤于肺故也。(《太平圣惠方·卷第三十一·治骨蒸劳咳嗽诸方》)

若究其根，惟心肺受虫啮，祸之甚也。(《重订严氏济生方·诸虚门·痨瘵论治》)

其源皆由房室饮食过度，冷热不时，忧思悲伤，有欲不遂，惊悸喜惧，或大病后行房，或临尸哭泣，尸气所感，邪气一生，流传五脏，蠹食伤心，虽有诸候，其实不离乎心阳肾阴也。(《永类钤方》引水丘先生《紫庭治瘵秘方》)

瘵虫食入骨髓，血枯精竭不救者多。人能平时爱护元气，保养精血，瘵不可得而传。惟夫纵欲多淫，若不自觉，精血内耗，邪气外乘，是不特男子有伤，妇人亦不免矣。然而气虚腹馁，最不可入痨瘵者之门，吊丧问疾，衣服器用中，皆能乘虚而染触。间有妇人入其房，睹其人病者，久之痨气随入，染患日久，莫不化而为虫。（《直指》）（《杂病广要·内因类·骨蒸》）

　　痨瘵主乎阴虚，痰与血病。（《丹溪心法·痨瘵十七》）

　　其根多有虫啮心肺一也，盖因阴虚或痰与血病。（《丹溪手镜·卷之中·痨瘵四十四》）

　　此阴虚之极，痰与血病，多有虫者。（《丹溪治法心要·卷四·痨瘵第五十五》）

　　瘵疾有虫，此虫生于骨蒸劳热。（《痰火颠门》）（《杂病广要·内因类·骨蒸》）

　　今也嗜欲无节，起居不时，七情六欲之火，时动乎中，饮食劳倦之过，屡伤乎体，渐而至于真水枯竭，阴火上炎，而发蒸蒸之燥热，或寒热进退，似疟非疟，古方名曰蒸病，或二十四种，或三十六种，名虽不同，证亦少异。（《医学正传·卷之三·劳极》）

　　痨者，劳也。犹妄作劳，以成病也，从病从劳，故名曰痨。……虚损者，痨瘵之始，痨瘵者，虚损之终，由劳伤而成虚损，由虚损而成痨瘵也。（《医学入门丹台玉案·四卷·痨瘵门》）

　　历观痨瘵，皆因酒色财气，损伤心血，以致虚火妄动。（《医学入门·卷五·痨瘵》）

　　夫男子之劳，起于伤精；女子之劳，起于经闭；小儿之

劳，得于母胎。(《明医指掌·卷七·虚损痨瘵症七》)

今之膏粱逸士，昼夜荒淫，以此为乐，若悦刍豢，嬉而无厌，必待精竭髓枯，气匮力乏而后已，昧而失调，安能免于死哉，悲夫！迨夫真水既亏，则火炎痰聚，而痨瘵之症成矣。(《红炉点雪·卷四·痰火戒忌》)

夫痨者劳也，以劳伤精气血液，遂致阳盛阴亏，火炎痰聚，因其有痰有火，病名酷厉可畏者，故今人晦之曰痰火也。照溯所因，来因非一类：有禀赋素怯，复劳伤心肾，耗夺精血而致者；有外感风寒，伤肺致久咳，绝其生化之源而致者；有久病久疟，小愈失调，复刻真元而致者；有藜藿劳人，伤力吐血，致阴虚使然者；有膏粱逸士，酗酒恣欲，劳伤脾肾而致者；有熏陶渐染者。种种之异，难以枚举，至于成痨则一也。(《痰火点雪》)(《杂病广要·内因类·骨蒸》)

损虚痨瘵，属阴虚者多，必形销着骨，而后死可见也，以阴主形，阴全竭而后形全毁也。(《医碥·卷二·杂症·虚损痨瘵》)

人之性情最喜畅快，形神最宜焕发，如此刻刻有长春之性，时时有生长之情，不惟却病，可以永年。若人平日无事而忧思沉想，默默无言，面容黯惨，眉宇不舒，人以为老诚忠厚，不知胸中之杀机日盛，已现于形容矣。即坐卧欢乐之场，反生暴怒；即处于富贵之境，略无喜色。所谓抑郁成痨，多气成痨，久嗽成痨，积热成痨，久疟成痨，久病日远成痨，伤风不解成痨，产怯成痨，传染习气成痨，小儿疳疟成痨，干嗽成痨，穷思积想成痨，酷饮成痨，过欲成痨，悭吝刻剥成痨，男女过时失配成痨。须知致痨之因不一说，不

外性情之执滞习染而成，多致不治何也？药能疗病补虚，不能移情易性故也。（《证治百问》）

凡室女寡妇思伤心血，火炎脾亏，肺燥肾枯而血闭成痨。（《士林余业》）（《杂病广要·内因类·骨蒸》）

《心法附录》曰：夫人之生也，禀天地氤氲之气，在乎保养真元，固守根本，则万病不生，四体康健。若曰不养真元，不固根本，疾病由是生焉，且真元根本则气血精液也。余尝闻葛先师有言曰："万病莫若痨症最为难治。"盖痨之起因，人之壮年气血完聚，精液充满之际，不能保养性命，酒色是贪，日夜耽嗜，无有休息，以致耗散真元，虚败精液，则呕血吐痰，以致骨蒸体热，肾虚精竭，面白颧红，口干咽燥，白浊遗精，盗汗，饮食艰难，气力全无，谓之火盛金衰，重则半年而毙，轻则一载而亡。（《丹溪心法附余·卷十九·痨瘵》）

愚按：痨之一症，劳伤气血。盖气血不能周流，滞塞脉络，郁而成湿，遏而成热，湿热生虫，谓之痨虫。（《医林绳墨·卷三·痨瘵》）

瘀血郁热，化生痨虫，蚀人脏腑之精血，变生诸般怪症。（《血证论·卷六·痨瘵》）

或谓痰火之证，本于亡血夺精，而其精之与血，皆真水真阴，有形有质，难成易亏者也。夫所谓痰火者，言末而忘本也。盖真水既亏，则相火随炽，壅迫津液为痰，故曰痰者火之标。然以痨瘵之症，谓曰阴虚火动者，盖以一言而括尽病之标本也。（《痰火点雪》）（《杂病广要·内因类·骨蒸》）

未有不因气体虚弱，劳伤心肾而得之，以心主血，肾主

精，精竭血燥，气衰火旺，蒸疰日久，则痨生焉。（《心法》）

痨瘵既久，其气必伤，伤则不能运化精微，痰瘀稽留，而变幻生虫。（《医鉴》）（《证治汇补·卷之二·内因门·痨瘵》）

痹瘵为疾，咳嗽痰红

初着盗汗，盗汗以后，即寒热往来，寒热往来以后，即渐加咳，咳后面色白，两颊见赤如胭脂色，团团如钱许大，左卧即右出，唇口非常鲜赤，若至鲜赤即极重，十则七死三活，若此以后加吐，吐后痢，百无一生，不过一月死。（《外台秘要·卷十三·骨蒸方一十七首》）

传之于肺，则面赤鼻白，吐痰咯血，喘嗽毛枯。……蒸在肺也，喘嗽咯血，声音嘶远。（《重订严氏济生方·诸虚门·痨瘵论治》）

夫骨蒸咳嗽者……久不已，令人胸背彻痛，或惊悸烦满，或喘息上气，或咳逆唾血。（《太平圣惠方·卷第三十一·治骨蒸劳咳嗽诸方》）

在患人肺中为虫，食其肺系，故令吐血声嘶。（《本事方》）（《医说·卷第四·传劳》）

瘵疾至于骨痛骨痿，声沉声哑，脉槁面黧，断不可活。（《直指》）

其变有二十二种，或三十六种，或九十九种，大略令人寒热盗汗，梦与鬼交，遗泄白浊，发干而耸，或腹中有块，或脑后两边有小结核，连复数个，或聚或散，沉沉默默，咳嗽痰涩，或咯脓血，如肺痿、肺痈状，或复下痢，羸瘦困乏，不自胜持，积月累年，以至于死。（《世医得效方·卷第

九·痨瘵·总说》)

俗声传尸，虽多种不同，其病与前人相似，大略令人寒热盗汗，梦与鬼交，遗泄白浊，发而耸，或腹中有块，或脑后两边有小核数个，或聚或散，沉沉默默，咳血嗽痰，或腹下痢，羸瘦困乏，不自胜持。(《丹溪手镜·卷之中·痨瘵四十四》)

传尸痨瘵，寒热交攻，久嗽咯血，日见羸瘦。(《丹溪治法心要·卷四·痨瘵第五十五》)

男子二十前后，色欲过度，损伤精血，必生阴虚火动之病。睡中盗汗，午后发热，哈哈咳嗽，倦怠无力，饮食少进。甚则痰涎带血，咯吐出血，或咳血，吐血，衄血，身热，脉沉数，肌肉消瘦，此名痨瘵，最重难治。……此病治之于早则易，若到肌肉销铄，沉困着床，脉沉伏细数，则难为矣。(《明医杂著·卷之一·痨瘵》)

痨瘵之为病也，有咽干喉痒，频嗽而无痰者；有哮喘满急，气壅而不得眠者；有痰中见血，一咳而即出者；有面常类热，忽洒淅而似寒者；有胸前如火，而两足冰冷者；有腰疼背痛，而筋髓无力者，总属于虚。至于梦遗鬼交，盗汗自汗，骨蒸潮热，又属非虚之所致耶。(《医学入门丹台玉案·四卷·痨瘵门》)

大抵不过咳嗽发热，咯血吐痰，白浊白淫，遗精盗汗，或心神恍惚，梦与鬼交。妇人则月闭不通，日渐尪羸，渐成劳极之候。(《医学正传·卷之三·劳极》)

肾水枯竭，无以济心火，心火一旺，肾水从之，而梦遗、鬼交之病作。肺气一虚，则腠理疏豁，而盗汗、自汗之病作。火动其血，血随火升，而咳嗽吐红之病作。(《明医指

掌·卷七·虚损痨瘵症七》）

　　传尸痨瘵……其症蒸热，咳嗽，胸闷，背痛，两目不明，四肢无力，腰膝酸疼，卧而不寐，或面色㿠白，或两颊时红，常怀忿怒，梦与鬼交，同气连枝，多遭传染，甚而灭门，大可畏也。（《医宗必读·卷之六·虚痨》）

　　大抵虚痨之病，两颧赤者死，喉哑失音者死，大肉脱尽者死，泄泻不食者死，一边眠者死，咳吐白血者死，气促难眠者死，浊溺精脱者死，面目黧黑者死，下部忽发痈肿者死，病后忽患痔漏者死，参芪不受补者死，喉痛不能药者死。（《医统》）（《证治汇补·卷之二·内因门·痨瘵》）

　　阴虚劳怯，有十二可治：元气未脱者可治，有胃气者可治，无气喘痰嗽血者可治，无大热者可治，肌骨不脱者可治，脉按之有根本者可治，大便坚实可治，受得补者可治，脾胃能容降火凉药可治，慎禁戒者可治，热则受解者可治，虚则受补者可治。

　　阴虚劳怯，有二十不可治：元胃气者不治；痰火交作、夜不得眠、咳嗽呕血骨蒸不治，不受补者不治，颊红唇赤、潮热无时、肉脱甚者不治，骨痿者不治，泄泻不止、脉按之无中土者不治，声哑不同者不治，脉弦急而长、服药不变者不治，传尸者不治，脉细数而疾、按之无力者不治，诸症并集者不治，病热虽轻、元气先脱者不治，禀气素弱、不堪病苦者不治，阴火自足板起至腹者不治，火炽不休、咽燥生疮者不治，脾胃虚寒不堪服降火药者不治，气喘不休、肺痿并壅者不治，吐血过多、鼻衄不止者不治，心事烦多、不堪涵养、七情之气郁而不散者不治，禁遗不止、玉门不禁、盗汗不止、内寒者不治。（《普渡慈航》）（《杂病广要·内因类·

骨蒸》）

虚劳热毒，积久生恶虫，食人脏腑，其症蒸热咳嗽，胸闷背痛，两目不明，四肢无力，腰膝酸疼，卧不能寐，面色㿠白，两颊时红，常怀忿怒，梦与鬼交，同气连枝，多遭传染，甚而灭门。（《冯氏锦囊秘录·杂症·卷十一·方脉痨瘵合参》）

阳病口干舌疮，咽痛声哑，能嗜滋味，五心烦疼，小便黄赤，大便燥结；阴病胃逆恶心，饮食难化，痰涎白色，四肢懈惰，小便常多，大便溏泄。又有嗽痰，仰卧不得者，必阴阳俱病也。

若虫蚀肺系，咯血吐痰，喉疮声哑，思食无厌，皮枯毛落，患至于此，良可悲悯。（《证治汇补·卷之二·内因门·痨瘵》）

清热消痰，杀虫补虚

又方：獭肝一具，阴干捣末，水服，方寸匕，日三，一具未差更作，姚云：神良。（《肘后备急方·卷一·治尸注鬼注方第七》）

《肘后》獭肝散：治冷痨，又主瘵疰一门相染。

獭肝一具炙干末之，水服方寸匕，日三服。（《金匮要略血痹虚劳病脉证并治第六》）

治虚痨骨蒸肌瘦，盗汗潮热，咳嗽或即唾血，肢倦倦怠，饮食不入，及室女劳热，经血不行，时发潮躁虚渴，鳖甲汤方。（《圣济总录·卷第九十三·骨蒸传尸门》）

治法：先宜去根，次须摄养调治。（《重订严氏济生方·诸虚门·痨瘵论治》）

凡治病之道，要须药病相应，效同神圣，仍在泻实补

虚，调治脏腑，方得痊愈。(《世医得效方·卷第九·大方脉杂医科·痨瘵》)

然必须病人爱命，坚心定志，绝房室，息妄想，戒恼怒，节饮食，以自培其根。否则虽服良药，亦无用也。(《明医杂著·卷之一·痨瘵》)

治之之法：一则杀其虫，以绝其根本；一则补其虚，以复其真元。(《医学正传·卷之三·劳极》)

凡有此症，便宜早治，一则杀虫以绝其根，一则补虚以复其元，缓则不及事矣。

葛先师有言曰：万病莫若痨瘵最为难治。庸医不究其源，不穷其本，或投之以大寒之剂，或疗之以大热之药，妄为施治，绝不取效。殊不知大寒则愈虚其中，大热则愈竭其内，所以世之医瘵疾者，万无一人焉。(《明医指掌·卷七·虚损痨瘵症七》)

治之之法：滋阴降火，是澄其源也；消痰和血，取积追虫，是洁其流也。医者可不以补虚为主，两兼去邪矣乎？(《丹溪心法附余·卷十九·痨瘵》)

传尸痨瘵……法当补虚以复其元，杀虫以绝其根。若杀其虫，虽病者不生，亦可绝其传疰耳。(《医宗必读·卷之六·虚劳》)

雷公曰：瘵病已成，人最难治。盖瘵虫生之以食人之气血也，若徒补其气血，而不知人杀虫之品，则饮食入胃，止荫虫而不生气血矣；但止杀虫而不补气血，则五脏尽伤，又何有生理哉？予方于大补气血之内，加入杀虫之药，则元气既全，真阴未散，虫死而身安矣。(《石室秘录·卷一·全治法》)

痨瘵者，阴虚内热火升，则痰与血病也，脉必数，干嗽宜降火，喘息宜顺气，吐血咳痰宜凉血消痰，骨蒸劳热宜清，面赤足冷宜降，自汗盗汗宜敛，洒淅恶寒宜除热，腰疼骨软宜补元，梦遗鬼交宜补虚清心，此大略也。（《三三医书·第二集·第十六种·医学说约·杂症分目·痨瘵》）

痨瘵，乃臌、膈、风痨四大症之一，治之之法，清虚热，退骨蒸，消痰积，化瘀血，杀痨虫，皆治其标也。补脾土，滋肾水，以生肺金，乃治其本也。

第七节　肺　痈

肺痈是由于风热外袭，伤及肺叶所致的以肺络壅滞，瘀血壅结，肉腐血败为主要病理变化，临床以发热、胸痛、咳吐腥臭脓痰，甚则咳吐脓血为特征的疾病，西医学的肺脓肿属于本病范畴，治疗上以解毒排脓为原则。

一、病因病理

本病的发生，是由于外感风热，失于表散，或过食辛热煎炸，素蕴痰热，再因复感风热，内外合邪，致使肺受热灼，清肃失常，热壅血瘀，郁结成痈，血败肉腐，化脓成疡，发为本病。故《金匮要略·肺痿肺痈咳嗽上气病》篇说："风伤皮毛，热伤血脉，风舍于肺，其人则咳……热之所过，血为之凝滞，蓄结痈脓，吐如米粥。"

本病的病理发展可分三个期，初期风热之邪客于肺卫，外束肌表，内犯肺系，清肃失常，出现风热袭表、肺气壅滞的证候；继则邪热内蒸，热伤血脉，肺络壅滞，蕴结成痈，出现热壅肺络、血瘀成痈的证候；终则血败肉腐、化脓成疡，肉溃外泄，形成血败肉腐，化脓溃泄的证候。本病的预后，取决于正气的强弱，感邪的轻重，病程的长短。若正气旺盛，治疗得当，使痰清毒解，脓尽瘀消，疮疡愈合而恢复；若正气不足，排解无力，脓痰流散，则可沿肺之络脉入营入血，发为营血分重证；若本病失于治疗，日久不愈，正虚邪恋，气阴大伤，排解无力，脓痰久久不净，往往出现慢性迁延的证候。

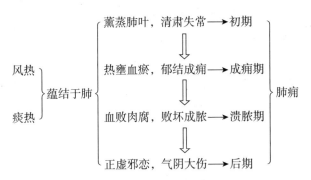

图 7　肺痈病因病理示意图

二、辨证施治

肺痈是以标实为主的肺系实热证，多局限于肺，治疗当根据热者寒之，风者散之，逆者降之，壅者宣之，实者泻之的原则，分清阶段，酌情遣方用药。一般说来，初期为风热袭表，肺气壅滞，治宜清肺散邪；成痈期为热毒壅肺，热壅血瘀，治宜解毒化瘀；溃脓期为血败肉腐，化脓成疡，治宜解毒排脓，恢复期为气阴两虚，正虚邪恋，治宜益气养阴，清解余邪为大法。应当注意，本病应重视早期治疗，尽量避免向溃脓期发展。此外，本病属肺之实热证，早期禁补，以免助邪留寇。

1. 风热袭表，肺气壅滞（初期）

【脉证】发热恶寒，咳嗽胸痛，咳则痛甚，呼吸不利，痰黏量少，口干鼻燥，舌苔薄黄，脉浮滑而数。

【治法】疏风清热，宣肺解表。

【方药】银翘散加减（《习用方》：银花、连翘、鱼腥草、桔梗、杏仁、荆芥、薄荷、大力、甘草）。

【按语】风热袭肺犯表，表卫失和，故发热恶寒；邪热壅滞，肺失清肃，不得宣畅，故咳嗽胸痛，呼吸不利；热灼津液，故痰黏量少，口干鼻燥。苔薄黄，脉浮滑而数，均为风邪痰热在肺在表之象。

方中银花、连翘、鱼腥草、甘草清热解毒，桔梗、杏仁宣肺止咳，荆芥、薄荷、大力疏风解表。

若咳甚痰多者，宜加象贝、前胡化痰止咳。若胸痛甚者，宜加橘络、郁金通络止痛。若兼喘促，宜加葶苈子泻肺平喘。

2. 热壅肺络，血瘀成痈（成痈期）

【脉证】高热汗出，烦渴喜饮，咳喘胸痛，转侧不利，咳吐脓痰，其味腥臭，烦躁不安，舌苔黄腻，脉滑数。

【治法】清热解毒，化瘀排脓。

【方药】银翘苇茎汤（《习用方》：银花、连翘、鱼腥草、苇根、苡仁、桃仁、冬瓜仁、桔梗、甘草）。

【按语】热毒炽盛，邪正剧争，故高热；邪热迫津外泄，故汗出，热甚津伤，则烦渴喜饮；热毒壅肺，肺气上逆，故咳喘；热壅脉络，气血受阻，故胸痛；瘀热内结成痈，故咳吐腥臭脓痰；热毒上攻，心神受扰，故烦躁不安。舌苔黄腻，脉滑数，皆为肺有实热之象。

方中银花、连翘、鱼腥草、甘草清热解毒，苇根、冬瓜仁、桔梗宣肺清热，苡仁、桃仁化瘀散结。

若邪热炽盛，宜加黄芩、十大功劳泻火解毒。若舌质红，口渴甚者，宜加花粉、麦冬生津止渴。若兼腹胀便秘，宜加厚朴、大黄泻热通便。若兼神昏谵语、躁扰不宁等邪热扰心见症者，又宜急服"安宫牛黄丸"，待清醒后，续进汤药。

3. 血败肉腐，溃脓成疡（溃脓期）

【**脉证**】咳吐脓血，量多腥臭，状如米粥，胸中烦满而痛，甚则不能平卧，面赤身热，烦渴喜饮，舌质红，苔黄腻，脉滑数。

【**治法**】排脓利肺，清热解毒。

【**方药**】排脓解毒汤加味（《习用方》：银花、连翘、赤小豆、刺黄芩、鱼腥草、败酱草、冬瓜仁、红藤、杏仁、桔梗、甘草）。

【**按语**】热毒壅肺，结成痈脓，内溃外泄，故咳吐脓血，量多腥臭，状如米粥；肺中蓄脓，肺气胀满，故胸中烦满而痛，不能平卧；热毒蕴蒸，灼伤津液，故面赤身热，烦渴喜饮；舌质红，苔黄腻，脉滑数，均为痰热壅盛之象。

方中银花、连翘、赤小豆、刺黄芩、鱼腥草、甘草清热解毒，败酱草、冬瓜仁、红藤、桔梗排脓化瘀，杏仁肃肺利气。

若咯血量多，宜加茅根、侧柏叶凉血止血。若兼气短乏力，宜加黄芪托里排脓。

病至后期，邪势已衰，但正气已弱，咳伤肺气，邪热伤阴，故多以气阴两伤，余邪留恋为主要病理变化，证见身微热，脓痰减少，轻微咳嗽，神疲倦怠，口干咽燥，舌红少津，脉细数等。治宜益气养阴，清解余邪。方用银翘汤（《温病条辨》方：银花、连翘、麦冬、竹叶、生地、甘草）加味治疗。

三、临床体会

本病由风热阳邪为患，起病较急，传变较快，临床表现标实的证候，故治疗总以清肺解毒、化瘀排脓为原则，诚如喻嘉言所说："凡治肺痈，以清肺热，救肺气，俾其肺叶不致焦腐，其金乃生，故清一分肺热、即有一分肺气。"所以临床用药不离银花、连翘、鱼腥草、冬瓜仁、败酱草等清热解毒之品，用方不离银翘散、千金苇茎汤、桔梗汤等解毒排脓方。临床根据本病病理具有标实的特点，表现痰热、瘀血、痈脓的实热证，故自拟排脓解毒汤（《自拟方》：银花、连翘、赤小豆、杏仁、桔梗、鱼腥草、红藤、刺黄芩、甘草）为基础方，通治本病，收到很好效果。若初期兼发热恶寒等表证，去红藤、刺黄芩，加荆芥、薄荷疏风解表。若成痈期兼壮热汗出，烦热口渴等热毒炽盛证，宜加石膏、知母泻火解毒。若溃脓期兼咳吐脓血、气喘难平等脓毒壅滞之证者，加败酱草、冬瓜仁排脓解毒。至于本病后期治疗临床多表现正虚邪恋的证候，笔者常以银翘汤加味治疗。若兼气短懒言、面色㿠白等肺气虚者，宜加黄芪、沙参托里排脓，益气滋阴。如兼食欲不振、体倦乏力等脾气虚者，加扁豆、山药健脾益气。若咳嗽甚者，加贝母、桔梗宣肺化痰。此外，由于肺与大肠相表里，热移于大肠则可引起大便秘结，若大便不通，则热无出路，肺热更甚，故釜底抽薪一法不可偏废，笔者临床多在主方中加大黄、枳实、使热从大便出，便通肺热解。正如喻嘉言在《医门法律·肺痈肺痿门》中说："清热必须涤其壅塞，分杀其势于大肠，令浊秽脓血，日渐下移为妙。"至于后期出现便秘是肠道津液亏乏所致，又不宜通下，法当润下，可因便秘选加瓜蒌仁、火麻仁等润肠通便药。

据临床观察，本病在中药的治疗过程中，病人排出脓痰的量，不是增多，而是减少，证情却随之缓解。说明中医排脓不一定完全是通过从口排出，而是通过减少脓液的形成和促进脓液的吸收，达到治愈目的的。

表7 肺痈证治鉴别简表

分 型	主 证	舌 脉	病 机	治 法	方 例
初期	发热恶寒，咳嗽胸痛，呼吸不利	苔薄黄，脉浮滑而数	风热袭表肺气壅滞	疏风清热宣肺解表	银翘散加减
成痈期	高热汗出，咳嗽胸痛咳吐脓痰腥臭	苔黄腻，脉滑数	热壅肺络血瘀成痈	清热解毒化瘀排脓	银翘苇茎汤
溃脓期	咳吐脓血，量多腥臭，胸中烦闷而痛，面赤身热，烦渴喜饮	舌质红，苔黄腻，脉滑数	血败肉腐溃脓成疡	排脓利肺清热解毒	排脓解毒汤加味
后期	身微热，脓痰减少，微咳，神疲倦怠，口干咽燥	舌红少津，脉细数	正虚邪恋气阴大伤	益气养阴清解余邪	银翘汤加味

四、中医古籍精选

风伤皮毛，热伤血脉；风舍于肺，其人则咳，口干喘满，咽燥不渴，多唾浊沫，时时振寒。热之所过，血为之凝滞，蓄结痈脓，吐如米粥，始萌可救。（《金匮要略·肺痿肺痈咳嗽上气病脉证并治》）

凡治肺痈病，以清肺热，救肺气，俾其肺叶不至焦腐，其生乃全。故清一分肺热，即存一分肺气，而清热必须涤其壅塞，分杀其势于大肠，令秽浊脓血日渐下移为妙。（《医门法律·肺痿肺痈门》）

久咳不已，浊吐腥臭，咳则胸中隐隐痛，口中辟辟燥，脉实滑数，大小便涩数，振寒吐沫，右胁拒按，为肺痈之病。因风寒内郁，痰火上凑，邪气结聚，蕴蓄成痈。（《证治汇补·胸膈门》）

肺痈危证……若溃后大热不止，时时振寒，胸中隐痛，而喘汗面赤，坐卧不安，饮食无味，脓痰腥秽不已者难治，若喘鸣不休，唇反，咯吐脓血，色如败卤，浦臭异常，正气大败，而不知痛，坐不得卧，饮食难进，爪甲紫而带弯，手掌如枯树皮，面艳颧红，声哑鼻煽者不治。（《张氏医通·肺痈》）

肺痈……无论已成未成，总当清热涤痰，使无留壅，自然易愈。凡患肺痈，手掌皮粗，气急脉数，颧红鼻煽，不能饮食者，皆不治。（《类证治裁·肺痈》）

肺痈毒结有形之血，血结者排其毒。

肺痈由热蒸肺窍，致咳吐臭痰，胸胁刺痛，呼吸不利，治在利气疏痰，降火排脓。（《杂病源流犀烛·肺病源流》）

肺痈之病……初用疏瘀散邪泻热，可冀其不成脓也，继用通络托脓，是不得散而托之，使速溃也，再用排脓泄热解毒，是既溃而用清泄，使毒热速化而外出也，终用清养补肺，是清化余热，而使其生肌收口也。(《删选四家医案·环溪草堂医案·咳喘门》)

第八节　失　音

失音是由于外感或内伤所致的以肺肾功能失调，以会厌开合不利为主要病理变化，临床以声音嘶哑，甚则不能发音为主证的疾患。本病可单独发生，也可伴发于其他疾病中，西医学的急、慢性喉炎多属于本病范畴，治疗以疏邪宣肺或滋阴润肺为原则。

一、病因病理

肺为声音之门，肾为声音之根，会厌乃肺胃之门户，可见声音的发出与肺肾会厌关系密切。若外感风寒，风热或燥邪，伤及于肺，肺气失宣，使会厌开合不利，发为实证失音。诚如《灵枢·忧恚无言篇》所说："会厌者，声音之户也。人卒然无声音，寒气客于厌，则厌不能发，发不能下，致其开合不致，故无音。"肺脉通会厌，足少阴之脉循喉咙，肺主气，声音由气之鼓动而发。如肺肾气阴不足，气虚则失于鼓动，阴虚则会厌失润，会厌开合不利，即可引起虚证失音。

外感风寒 ⎤
　　　　　⎬ 伤及于肺，肺气失宣 ⎤
外感风热 ⎦　　　　　　　　　　 ⎬ 会厌开合不利 ⟹ 失音
　　　　　　　　　　　　　　　　⎥
久病失调 ⎤　　　　　　　　　　 ⎦
　　　　　⎬ 肺肾阴虚，会厌失润 ⎦
热病后期 ⎦

图 8　失音病因病理示意图

二、辨证施治

本病以声音嘶哑为特征。起病有急有缓，病起急者，多因邪气壅遏，其病属实，在肺为标，治宜疏邪宣肺为主；病起缓者，多由精气耗伤，其证属虚，在肾为本，治宜滋肾润肺。

（一）实证

风邪外袭，肺气失宣

【脉证】卒然声音不扬，甚则嘶哑。偏于风寒则伴鼻塞流涕，头痛，咳嗽，或恶寒发热，舌苔薄白，脉浮紧。偏于风热则兼鼻塞流浊涕，头昏，咳痰黏稠，或发热恶风，舌苔薄黄，脉浮数。

【治法】疏风散邪，宣肺利气。

【方药】

偏于风寒，用三拗汤加味（《习用方》：麻黄、杏仁、甘草、桔梗、金沸草、前胡）。

偏于风热，用银翘甘桔汤（《自拟方》：银花、连翘、薄荷、牛蒡子、桔梗、木蝴蝶、胖大海、甘草）。

【按语】风邪袭表犯肺，表卫失和，故恶寒、发热、头昏、头痛；肺气失宣，会厌开合不利，故卒然声音不扬，或嘶哑；肺失清肃，则咳嗽。舌苔、脉象，皆为风邪在表在肺之象。

三拗汤加味有疏风散寒、宣肺利气的作用，方中麻黄疏风散寒，杏仁、金沸草、前胡、桔梗宣肺利气，甘草调和诸药，共奏散寒宣肺之效，故适用予风寒失音。若兼气虚者、宜加党参益气解表。如系素体阳虚，复感风寒，卒然咽痛声哑，脉沉细者，应助阳解表，改用麻黄附子细辛汤（《伤寒论》方：麻黄、附子、细辛）。

银翘甘桔汤有疏风清热、宣肺利咽的作用，方中银花、连翘、薄荷、牛蒡子疏风清热，桔梗、木蝴蝶、胖大海、甘草宣肺利咽，合用有清热宣肺之功，故适用于风热失音。若咳嗽甚者，宜加杏仁、前胡化痰止咳。如兼口干咽燥、舌质红少津，宜加玄参、麦冬清热生津。

（二）虚证

肺肾阴虚，会厌失润

【脉证】逐渐音哑，咽喉干燥，日久不愈，或兼干咳无痰，或手足心热，头晕耳鸣，虚烦不眠，舌红无苔，脉细数。

【治法】滋阴降火，润肺利咽。

【方药】益音汤（《自拟方》：天冬、麦冬、沙参、熟地、玄参、桔梗、诃子、怀漆、甘草）。

【按语】久病失调，肺肾阴虚，会厌失润，开合不利，故逐渐音哑，咽喉干燥；肺失清润，则干咳无痰；肾阴不足，虚火内蒸，故手足心热、虚烦不眠；阴虚阴亢，则头昏耳鸡。舌红无苔，脉细数，均为阴虚内热之象。

方中天冬、麦冬、沙参、熟地、玄参滋补肺肾，桔梗、诃子敛肺利咽，怀漆引热下行，甘草调和诸药。

若兼体倦乏力、面色㿠白等气虚证者，宜合生脉散（见喘证节）气阴两补。

三、临床体会

失音一证，临床常见。肺虚、肺实皆能致此，故前人有"金实则无声，金破亦无声"之说。因于实证者，多为邪气急，治宜祛邪，切忌峻补收敛，以免资邪留寇。因于虚证者，多为精气虚，治宜扶正，切忌发散清下。

临床治疗本病，在辨证的基础上，实证习用桔梗、木蝴蝶、胖大海等利咽开音药。桔梗苦、辛、性平，入肺经，《别录》载"疗咽喉痛"，有开宣肺气、利咽开音之功。木蝴蝶苦、寒、性平，入肺、肝、胃经，有清肺利咽、解毒开音作用。胖大海甘、淡、性微寒，入肺、大肠经，近代《本草正义》谓："善于开宣肺气……开音治瘖，爽咳豁痰"，具有清肺利咽、开音通便作用，故笔者临床作为治失音必选之药。虚证失音常在辨证主方中加诃子、五味子等敛肺开音药，诃子苦、酸、性平，入肺、大肠经，《新修本草》谓"治痰咳，咽喉不利，含三数枚殊胜"。《药品化义》载"诃子味苦而带酸涩，能降能收……盖金空则鸣，肺气为火邪郁遏，以致吼喘咳嗽，或至声哑，用以降火敛肺，则肺窍无壅塞，声音清亮矣"，可见本品为敛肺开音的要药，笔者多用于虚证失音。五味子酸、微温，入肺、肾经，有益气生津、滋肾敛肺作用，用于虚证失音，确有很好疗效，可作为临床常选之药。但这些药物必须在辨证的原则下酌情选加，不可盲目混用。

此外，对于因高歌猛唱、说话过多而引起的失音，大都舌脉正常，应适当休息，平时用玄参、麦冬、桔梗、甘草、参叶、诃子泡水当茶饮，有预防和治疗本病的作用。

表8 失音证治鉴别简表

分 型		主 证	舌 脉	病 机	治 法	方 例
实证	风寒	卒然声音不扬，甚则嘶哑，兼鼻塞流涕、恶寒发热	苔薄白，脉浮紧	风寒袭肺肺气失宣	疏风散寒宣肺利气	三拗汤加味
	风热	卒然声音不扬，甚则嘶哑，兼鼻塞流浊涕，发热恶风	苔薄黄，脉浮数	风热犯肺肺气失宣	疏风清热宣肺利气	银翘甘桔汤
虚证	肺肾阴虚	逐渐音哑，咽喉干燥，日久不愈，或干咳无痰，或手足心热，头晕，耳鸣，虚烦不眠	舌红无苔，脉细数	肺肾阴虚会厌失润	滋阴降火润肺利咽	益音汤

四、中医古籍精选

若久病不语，或虚劳久嗽，咽痛声哑者，此其元气大伤，肺肾俱败，良工所不为也。（《吴中医集·病机汇论·卷之六·喑门·产后喑治论》）

三脏主声，内夺难治

少师答曰：咽喉者，水谷之道路也。喉咙者，气之所以上下者也。会厌者，音声之户也，口唇者，音声之扇也。舌者，音声之机也。悬雍垂者，音声之关也。颃颡者，分气之

所泄也。横骨者，神气所使，主发舌者也。（《灵枢经·卷之十·忧恚元言第六十九》）

冯鲁瞻云：瘖者，谓有言而无声也。（《中医内科全书·呼吸器病·音瘖》）

《得效》曰：五脏久咳则声嘶，嘶者，喉破也，非咽门病。

《得效》曰：醉卧当风，使人卒失音。

《丹溪》曰：风冷，能令人卒失音。

《纲目》曰：瘖者，邪入阴分也，然有二症：一曰舌瘖，乃中风舌不转运之类是也；一曰喉瘖，乃劳嗽失音之类是也。盖舌瘖，但舌本不能转运言语，而喉咽音声则如故也；喉瘖，但喉中声嘶，而舌本能转运言语也。（《杂病源流犀烛·卷二十四·咽喉音声病源流·音声原由症治》）

宗景按：《说文》释瘖为口不能言，似即俗所谓哑也。其症实有舌瘖、音瘖之别：舌瘖者，大抵由于痰阻舌根，舌咽神经麻痹，不能转运言语，或因舌无津液营养所致；音瘖者，乃因声带发生变化，遂致声嘶、声嗄。其源亦各不同：发声之原理，则由于声门狭窄，呼出空气之时，紧张之声带，为气流所冲突，乃颤动而成声音。譬如管状之乐器，其管口半为极薄之金属片所盖住，用力吹管时，此薄片被吹气打击而颤动，其颤动之结果，即发生声浪。若急慢性喉头炎声门水肿、喉软骨膜炎、喉结核等证，声门或声带受其影响，皆足以成声嘶。惟喉软骨膜炎，往往因软骨坏死，喉腔之基础缺损，终身失音。（《中医内科全书·呼吸器病·音瘖》）

病人五脏已夺，神明不守，声嘶者，死。（扁鹊）（《东医宝鉴·内景篇·卷二·声音·不治证》）

窦汉卿又曰：病后声哑不言，此肺经受刑，百无一生。（《疡医大全·卷之十七·音哑门主论》）

《直指》云：心为声音之主，肺为声音之门，肾为声音之根。此特言其所重者，舌为心之苗，心病舌不能转，则不能语言，暴病者尚可医治，久病者不可治也，而心为声音之主者此也。肺者属金，主清肃，外司皮腠，风寒外感者，热郁于内，则肺金不清，咳嗽而声哑，故肺为声音之门者此也。肾者人身之根本，元气发生之主也，肾气一亏，则元气寝弱，而语瘖者有之。《经》曰：言而微，终日乃复言者，此夺气也。（《古今医统大全·卷之四十六·声音门·病机·声音叙论》）

内夺者，有色欲之夺，伤其肾也；忧思之夺，伤其心也；大惊大恐之夺，伤其胆也；饥馁疲劳之夺，伤其脾也。此非各求其属而大补元气，安望其嘶败者复完而残损者复振乎？此皆虚邪之难治者也。（《景岳全书·卷之二十八·必集·杂证谟·声瘖·论证》）

人之失音，由于色欲过度，元气耗丧，虽参茸无能为力。（《新增正续验方新编·卷一·咽喉·阴虚声哑》）

《经》云：妇人重身，九月而瘖者，胞之络脉绝也，无治，当十月复。（《疡医大全·卷之十七·音哑门主论》）

《经》曰：妇人重身，九月而瘖者，胞之络脉绝也。无治，当十月复。盖因孕至九月，儿体已长，胞系于肾，少阴之脉上系舌本，脉道阻绝不通，故不能言者间有之。十月份娩后而自能言，不必加治。（《胎产心法·上卷·子瘖论》）

妊娠瘖者，其言哑细元音，由肾脉为胎盛阻绝，不能上通舌本也，不必治。（《医碥·卷四·杂症·瘖》）

妊娠三五月间，忽然失音不语，名曰子瘖，此胞之络脉绝也。盖胞络系于肾，少阴之脉贯肾系舌本，故不能言。此非药可愈，待十月满足，子母分娩，则自能言，勿药可也。（《叶氏竹林女科·卷二·子瘖》）

第九节　咳　血

咳血是由于火热伤肺，或虚火灼肺所致的以肺络损伤，血液妄行为主要病理变化，临床以血从气道经咳嗽而出，痰血相兼，或痰中带有血丝，或血色鲜红，常混泡沫痰涎为主证的一种疾患。西医学的支气管扩张、肺结核咯血等属于本病范畴，治疗以清热润肺、宁络止血为原则。

一、病因病理

肺居于胸中，其上满布肺络、血管，不耐邪侵。若因风热燥邪，或肝郁化火，火热伤肺，损伤肺络，血液妄行，发为咳血。肺肾两脏，金水相生。肺主气，司呼吸功能的正常有赖于肾水的滋养，津液的濡润。若因久病失调，房事不节，致使肾阴亏损，阴虚火旺，虚火灼肺，损伤肺络，均能使血液离经，发为咳血。

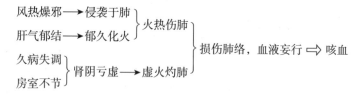

图9　咳血病因病理示意图

二、辨证施治

咳血、呕血均指血从口出，但就其病因病理及临床表现各有差异，治疗也不尽一样，故宜先区别。一般说来，咳血既往多有久咳、肺痨等病，呕血多有胃脘痛、胁痛、臌胀、积聚等病。咳血出血前多有喉痒，胸闷和口有血腥气味，而呕血则常伴恶心、胃脘不适等症。就其出血的颜色，咳血血由肺、气管而来，血色鲜红，常混有泡沫痰涎，一般大便颜色正常；而呕血则由胃、食管而来，血色暗红，常混食物残渣，无痰中带血，大便常呈黑色或柏油状。

咳血，病因多为火郁肺中，但火有实火虚火之别，治疗上实火宜清肺泻火，凉血止血，虚火宜滋阴降火，宁络止血。至于因肺痨所引起的咳血，除止血可按本节治法外，又当参照肺痨一病的治法，以除病根。

（一）实证

1. 燥热伤肺，损伤络脉

【脉证】喉痒咳嗽，痰中带血，胸胁疼痛，口干鼻燥，舌红，舌薄黄，脉数。

【治法】清热润肺，凉血止血。

【方药】桑杏汤加减（《习用方》：桑叶、杏仁、象贝、栀子、石膏、沙参、茅根、丹皮）。

【按语】燥热伤肺，肺失清肃，故喉痒咳嗽；热伤肺络，迫血妄行，随咳而出，故痰中带血；肺脉壅滞，气血不和，故胸胁疼痛；燥热伤津，则口干鼻燥。舌红，苔薄黄，脉数，均属燥热内炽之象。

方中桑叶清宣郁热，杏仁、象贝降气止咳，栀子、石膏清泄肺热，沙参滋阴润燥，茅根、丹皮凉血止血。

　　若兼风热表证，证见发热恶风，咽喉疼痛，脉浮数者，宜加银花、薄荷、牛蒡子疏风解表。如津伤较甚，证见口渴欲饮，舌红少津，宜加花粉、麦冬生津止渴。若出血量多者，宜加侧柏叶、生地等凉血止血药。

　　2. 肝火犯肺，迫血妄行

　　【脉证】咳血量多，血色鲜红，或痰血相兼，胁肋胀痛，口干口苦，性燥易怒，舌红苔黄，脉弦数。

　　【治法】清肝泻肺，凉血止血。

　　【方药】咳血方加味（《习用方》：青黛、栀子、瓜蒌仁、海浮石、诃子、茅根、茜草根）。

　　【按语】肝郁化火，伤肺动络，迫血妄行，故咳血量多，血色鲜红；肝脉布两胁，肝郁气滞，则两胁胀痛；肝郁化火，郁火伤津，故口干口苦，性燥易怒。舌红苔黄，脉弦数，皆为肝郁化火之象。

　　方中青黛、诃子清肝泻火，瓜蒌、海浮石清肺化痰，诃子清热敛肺，茅根、茜草根凉血止血。

　　若兼头昏、头痛、心烦者，宜加代赭石、龙胆草平肝泻火。如血出似涌，色鲜红，为肺伤络损的重证，应劝其病人情绪安定，静卧少动，并急进十灰丸，续进汤药。

　　（二）虚证

　　阴虚火旺，灼伤肺络

　　【脉证】干咳少痰，口干咽燥，痰中带血，经久不愈，或潮热盗汗，心烦失眠，舌红少苔，脉细数。

【治法】滋阴降火，宁络止血。

【方药】白及枇杷丸（《证治准绳》方：白及、阿胶、藕节、生地、枇杷叶）。

【按语】病久失调，肺肾阴虚，肺失濡润，清肃失常，故干咳少痰，口干咽燥；阴虚火旺，虚火灼肺，络脉损伤，故痰中带血；虚热内蒸，心神受扰，则潮热盗汗，心烦失眠。舌红少苔，脉细数，皆为阴虚内热之证。

方中白及、阿胶、藕节收敛止血，生地滋阴止血，枇杷叶化痰止咳，使肺得宁静，血得安宁。若虚火盛者，宜加玄参、知母、怀漆滋阴降火，引热下行。如咳嗽甚者，宜加百部、川贝化痰止咳。若出血量多，宜加参三七、乌贼骨收敛止血。若反复咳血，经久不愈、由阴及阳，证见气短乏力、面色无华、脉虚等气阴两虚证状时，又宜加红参益气摄血。

三、临床体会

咳血是肺的失血证，多为火邪所致，故《赤水玄珠》说"咳血多为火郁肺中"。由于火有虚火实火之别，故本病有虚证实证两大类，临床不可不辨。本病病理变化在于肺络损伤，迫血妄行，病位不离肺，但与肝肾关系密切，实证咳血偏肝肺，虚证咳血偏肺肾，治疗总当分清虚实，明辨脏腑，以止血为急，以清火为法，酌情选方，不可混用。

临床治疗本病，常在辨证的基础上，实火偏肺用杏仁、枇杷叶配茅根、丹皮，缘咳嗽不止，肺气不降则血不能止，杏仁、枇杷叶均有降肺气、治咳嗽的作用，使气降则火不旺，咳止肺宁则血止。茅根、丹皮清热凉血，不温不燥，能清能止，恰中肺热，故是治肺热咳血之要药。实火偏肝用代赭石、龙胆草配栀子炭、丹皮，缘肝火不平，肝气不降则血不能止，代赭石、龙胆草平肝降逆，清肝泻火，使气降则火不逆，火熄则血止。栀子炭、丹皮入肝清热，清中能凉，凉中能止，恰中肝火，故为治木火刑金型咳血必用之药。虚火偏肺用玄参、麦冬配白及、阿胶，缘肺津不足，则虚火旺动，虚火旺动则血不能止，玄参、麦冬清热生津，使津足则火熄，火熄则络宁，络宁则血止。白及、阿胶敛肺滋阴，长于治肺部出血，故为止肺血之要药。虚火偏肾用知母、怀漆配阿胶、白及，缘肾水不足则虚火伤肺，火不归元则血不能止，知母、怀漆滋阴降火，引热下行，使火不上亢，肺得安宁而血止。更以长于治肺出血证的白及、阿胶敛肺止血，故为必选之良药。

应当注意，咳血系血从上逆而来，所以，升散、发汗、涌吐之药均不相宜，临床应忌用。

表8　咳血证治鉴别简表

分　型		主　证	舌　脉	病　机	治　法	方　例
实证	燥热伤肺	喉痒咳嗽，痰中带血，胸胁疼痛	舌红苔黄，脉数	燥热伤肺损伤络脉	清热润肺凉血止血	桑杏汤加减
	肝火犯肺	咳血量多，血色鲜红，胸胁胀痛，口干口苦，性急易怒	舌红苔黄，脉弦数	肝火犯肺迫血妄行	清肝泻肺凉血止血	咳血方加味
虚证	阴虚火旺	干咳少痰，口干咽燥，痰中带血，潮热盗汗，心烦失眠	舌红少苔，脉细数	阴虚火旺灼伤肺络	滋阴降火宁络止血	白及枇杷丸

四、中医古籍精选

喉有窍则咳血杀人。(《六醴斋医书十种·褚氏遗书·津润》)

阴虚肺燥，痰热咳血

太阴司天，湿淫所胜……咳唾则有血。

少阳司天，火淫所胜，则温气流行，金政不平。民病头痛……疮疡咳唾血。(《黄帝内经素问·卷第二十二·至真要大论篇第七十四》)

肺感于寒，微者，则成咳嗽，咳嗽极甚，伤于经络，血液蕴结，故有脓血，气血俱伤，故连滞积久，其血黯瘀，与脓相杂而出。(《诸病源候论·卷十四·咳嗽病诸候》)

论曰：咳嗽唾脓血者，由肺感寒气，咳嗽，伤于阳脉也。心主血，肺主气，血随气行，气上逆故咳而有血。寒邪壅热，与肺间津液相抟，凝滞蕴结，故又为脓，因咳而咯唾脓血也。(《圣济总录·卷第六十六·咳嗽唾脓血》)

热壅于肺能嗽血，久嗽损肺，亦能嗽血，壅于肺者易治，不过凉之而已；损于肺者难治，已久成劳也。[《图书集成医部全录·卷二百七十一·血门一·明·戴思恭证治要诀·(四)嗽血》]

咳血嗽血者，出于肺也；有痰带血丝出者，或从肾或从肺来也。(《医学正传·卷之五·血症》)

咳血者，火乘金位，肺络受伤，故血从嗽而出也。(《明医指掌·卷三·诸血症二》)

故凡病血者，虽有五脏之辨，然无不由于水亏，水亏则火盛，火盛则刑金，金病则肺燥，肺燥则络伤而嗽血，液涸

而成痰，此其病标固在肺，而病本则在肾也。(《景岳全书·卷之三十·杂症谟·血症》)

嗽血乃肺热，咳出唾中红丝乃是肺痿。(《原病集》《杂病广要·诸血病》)

外感嗽血之因：有肺胃伏火失于清理，风寒外束，肺热内郁，肺主皮毛，不得发泄，上冲于喉；又有时令燥热，伤其肺气，清化之令不行，相傅之官怫逆，二者皆令咳嗽吐血者也。(《症因脉治·卷二·外感嗽血》)

内伤嗽血之因：有膏粱积热，痰火伏于肺胃之间，久嗽失治，土中之火刑金，即《金匮》所云"酒客致咳，必致吐血之一条也"；有房劳精竭，肾火刑金；有思虑伤脾，脾火消阴，有郁怒伤肝，肝火怫郁，有用心太过，心火妄动，即《金匮》咳逆上气，脉数有热之一条也；有阳虚不足，血虚气弱，土不生金，即《金匮》病人面色白，内无热，脉沉迟之一条也。(《症因脉治·卷二·内伤嗽血》)

咳多则肺络伤而血出矣，嗽则兼有痰，痰中带有血丝，亦肺络之血也。(《医碥·卷一·杂症·咳嗽血》)

咳血，因咳见血，系火乘肺金，干咳络伤，而血渗出也。(《类证治裁·卷二·咳血》)

因嗽时，气急喘促，痰杂血丝血点，亦火伤血膜，而随痰出也。诸家以咳嗽血出于肺，景岳谓咳嗽咯唾诸血，皆源于肾，以肾脉贯膈入肺，循喉，肺肾相连，因肾水亏，则火炎烁金，肺燥络损，液涸成痰，病之标在肺，其本固由肾也。(《类证治裁·卷二下·咳血》)

至于久咳痰中见血，或痰后大吐者，亦因脾土湿郁，湿传肺位，胃失下行之政，木亦被郁，而欲行其疏泄。肝为将

军之官，又系藏血之地，心主血脉，火风击撞，而升于君火之位，痰血因而并见。（《医学求是·一集·血症求原论》）

按：《褚澄遗书》云："人喉有窍，咳血杀人。"盖肺体清虚，难容纤物，血既渗出，愈咳愈渗，愈渗愈咳。

【按】肺为娇脏，其体清虚，无论外感内伤，凡邪热伤肺，痰热蕴肺，或肺肾阴虚，阴虚火动，肺络受伤，则咳嗽咯血矣。

清肺化痰，滋阴凉血

夫男子妇人，咯血、衄血、嗽血、咳脓血，可服三黄丸、黄连解毒汤、凉膈散，加桔梗、当归，大煎剂料，时时呷之。《内经》曰：治心肺之病最近，药剂不厌频而少，时时呷之是也。（《儒门事亲·卷四·咯血衄血嗽血三十四》）

先吐红，后吐痰，多是阴虚，火逆痰上，四物汤起料，加痰火药；先痰嗽，后见红，多是痰积热，降痰火为急。（《丹溪治法心要卷五·咳血》）

王节斋曰：大抵咳嗽见血，多是肺受热邪，气得热而变为火，火盛而阴血不宁，从火上升，故治宜泻火滋阴，忌用人参等甘温之药；然亦有气虚而咳血者，则宜用人参、黄芪、款冬花等药，但此等证不多耳。

咳血、嗽血，皆从肺窍中出，虽若同类，而实有不同也。盖咳血者少痰，其出较难；嗽血者多痰，其出较易。咳而少痰者，水竭于下，液涸于上也，亦名干嗽；嗽而多痰者，水泛于上，血化为痰也，亦谓之白血。此二者之治，虽皆宜壮水补阴，凡一阴煎、四阴煎、六味地黄汤、麦门冬汤、天门冬丸、贝母丸之类，皆必用之药也。然干咳者，宜加滋润为佐，如天冬、麦冬、百合、柏子仁、茜根之属，或当归亦可酌用；多痰者，宜加清降为佐，如贝母、海石、阿胶、竹沥之属，而当归则非所宜也。(《景岳全书·卷之三十·杂症谟·血症·咳血论治》)

咳血者，嗽出痰内有血点者是，此血出自心经，其色鲜红，由火升痰甚，法宜补心养血。(《国医宗旨·卷之二·失血病机》)

丹溪曰：壅于肺者易治，不过散之清之而已，不比内伤门损于肺者之难治也。(《症因脉治·卷二·嗽血论》)

外感嗽血之治：表邪外束，身发寒热，咳嗽带血者，泻白散加荆、防、柴、葛；热邪伏内者，泻白散加干葛、石膏；燥火伤肺，清燥救肺汤主之。(《症因脉治·卷二·外感嗽血》)

内伤嗽血之治：膏粱积热，热伤肺金之气，泻白散合干葛石膏汤；热伤肺金之血，黄芩一物汤；胃火上冲，清胃汤、化痰丸；房劳精竭，肾火刑金，先用犀角地黄汤，后用归芍天地煎、三才丹；脾阳不足，土不生金者，加味归脾汤；脾阴不足，土中之火刑金，加味戊己汤；怒动肝火，木火刑金者，柴胡饮子；肝血不足者，加味补肝散；心火妄动者，导赤各半汤；心血不足者，天王补心丹；肾火不足，阳虚不能摄血者，八味肾气丸。(《症因脉治·卷二·内伤嗽血》)

咳血多是火郁肺中，治宜清肺降火，开郁消痰，咳止而血亦止也。不可纯用血药，使气滞痰塞而郁不开，咳既不止，血安止哉。设下午身热而脉细数，此真阴不足，当清上补下。(《赤水玄珠》《杂病广要·诸血病》)

《统旨》云：嗽出痰内有血者，名咳血。又云：嗽血其因有二：热壅于肺者易治，不过凉之而已；久嗽损于肺者难治，此已成痨也。热嗽有血，宜金沸草散加阿胶，痰盛加瓜蒌仁、贝母；痨嗽有血，宜补肺汤加阿胶、白及；嗽血而气急者，加杏仁；痰中带血丝者，此是阴虚火动，劳伤肺脏，宜滋阴补肺汤（《赤水玄珠全集·卷九·咳血》）

先痰嗽而后见红者，是积痰生热，宜急降痰火，宜橘红、苏子、贝母、麦冬、黄连、瓜蒌霜；先见红而后痰嗽者，是阴虚火动，痰不下降，宜滋阴降火，宜补阴丸加麦冬。而其条分薄判，则有肺家热郁而咳血者，宜紫菀丸；有咳血而极甚不止者，宜桑白皮散；有肺破而嗽血不止者，宜海犀膏散。（《杂病源流犀烛·卷十七·诸血源流》）

附录一 临床肺系病案

第一节 整理周师医案十则

一、风热挟湿案

王某某，男，46 岁，农民。于四天前因冒雨受凉，出现恶风发热、头昏痛、鼻塞流涕、身痛微咳等证，自服复方阿司匹林二片，汗出而症状加重。故此，于 1976 年 4 月 6 日来院就诊。检查：患者急性病容，面色潮红，双侧扁桃体红肿，呼吸急促，舌质微红，苔腻微黄，脉浮数。

辨证：时值春季，春多风邪，风邪挟热；上干肺系卫表。风热犯表，表卫失司，故恶风发热；上干头目，则头昏痛；风热犯肺，肺气失宣，故鼻塞流涕、咳嗽。舌红苔黄腻，脉浮数亦为风热挟湿，在表在肺之象。治宜疏风清热、宣肺解表，佐以化湿，方用银翘散加减：

银花 12 克，连翘 12 克，薄荷 10 克，牛蒡子 12 克，淡竹叶 10 克，桔梗 12 克，佩兰 12 克，甘草 3 克。

上方服一剂，诸症如故，反见身酸软、重痛、四肢无力。此乃外湿侵袭之明证，根据"风能胜湿"之理，继用上方加羌活 10 克以祛风胜湿。

复诊：诸症大减，唯口渴舌赤，以为热邪伤阴之故，继以上方加花粉、玄参两剂而愈。

按语：风热挟湿感冒，临床屡见不鲜，湿有内湿、外湿之别，切需注意。外湿宜祛散，内湿宜芳化，外湿宜选羌活、防风之药，内湿又以藿香、佩兰为宜。本案系风热挟外湿，故先用银翘散加佩兰未效，后改用银翘散加羌活两剂而愈。

二、阴虚挟湿案

刘某某，女，38岁，干部。患者既往有肺痨痼疾，常服抗痨药物及滋补之品。不料今春伤于风邪，症见恶风发热，头目眩晕，鼻塞流涕，咳嗽胸痛，脘腹胀满，不思饮食，口微渴，小便黄，故此自服银翘解毒丸、桑菊感冒片多次，未效。于1974年5月6日来院就诊。检查：形体消瘦，面色憔悴，口唇干红，语音不续，舌质红、苔黄腻，脉浮数无力。

辨证：肺痨乃痨虫为患，痨虫动热伤阴是其特点，阴虚肺燥是其肺痨本质，故患者素体阴虚，是无可非议的。今复感风邪，风邪犯表，卫表失和，故恶风发热；上干头目，则头目眩晕；内干肺系，肺气失宣，故鼻塞流涕、咳嗽胸痛；湿浊内阻、困阻脾胃，脾失健运，胃失受纳，故脘腹胀满，不思饮食。舌质红，苔黄腻，脉浮数为风热在表，阴虚挟湿之象。治宜疏风清热，滋阴解表，宣肺化湿，方用滋阴解表汤加减：

桑叶12克，菊花12克，葱白12克，香豉10克，麦冬18克，石斛15克，桔梗12克，白蔻6克，佩兰12克。

复诊：自述诸症大减，查舌苔变薄，说明湿浊已去，继以上方去白蔻、佩兰加沙参两剂而告愈。

按语：阴虚挟湿感冒属虚中挟实证，阴虚是根本，湿浊、风邪是其标，若单治其标，则阴津不足，不能作汗达邪而标不去，单治其本，则碍湿阻表而表邪不除，故此宜标本兼治。方取桑叶、菊花、葱白、香豉疏风解表，麦冬、石斛养阴清热，桔梗宣肺利气，白蔻、佩兰醒脾化湿，共奏疏风解表、滋阴清热、宣肺化湿之功。

三、寒痰闭肺案

周某某，男，3岁。患儿自幼易于伤风咳嗽，每次均注射青、链霉素，方能收效。两天前因气候骤变，出现咳嗽，鼻流清涕，发冷发热。经服"小儿止咳糖浆""小儿安"等，咳嗽仍不缓解。后又服中药多剂，查其处方，有桑菊饮加味、止嗽散加味、杏苏散等，未见明显好转。现症：咳嗽剧烈，夜间为甚，痰白清稀，精神不振，饮食不佳，舌苔白滑，指纹红滞。

辨证：患儿自幼易于伤风咳嗽，说明表卫气虚，痰浊内伏。此次又因气候骤变，风寒之邪引动痰浊而发。寒痰内伏，阻闭肺气，肺失宣降，故咳嗽；寒为阴邪，夜间阴盛，故夜间为甚；寒未化热，故痰白清稀。舌苔白滑，指纹红滞亦为寒痰闭肺之明证。治宜温肺散寒，化痰止咳，方用二陈汤加味：

半复6克，陈皮3克，茯苓6克，干姜6克，细辛2克，五味3克，甘草2克。

上方服一剂咳嗽减轻，两剂而愈，为巩固疗效，继以六君子汤两剂，以善其后。

按语：小儿生机蓬勃，发育迅速，但形体脆弱，肺气不固，卫表不密，易于遭受外邪侵袭。若长期伤风咳嗽，肺之阳气受损，阳虚则寒生，气虚则津液不布，聚而成痰，寒痰互结，积于肺俞，肺失宣肃，则发为咳嗽。此种咳嗽，治疗只宜温散，不宜辛散太过，徒伤肺气。此案早期屡用辛散方药，未能收效，后改用温散方药，收效甚捷，说明寒有内寒外寒之别，外寒宜辛散，内寒宜温散，临床不可不辨。

四、痰热蕴肺案

张某某，男，38岁，工人。患者素有"慢性支气管炎"病史，于五天前因冒生雨不慎受凉，出现发冷发热，头身重痛，咳嗽，自服复方阿司匹林二片，汗出而症不解，次日发热更甚（T：39.2℃）。兼有喘促，痰涎极多，易咯出，经服中西药物四天（药名不详），未见明显好转。现症：发热出汗，咳嗽气促，痰黄黏稠，口渴喜饮，大便秘结，舌质偏红，舌苔黄腻，脉滑数。

辨证：患者素有"慢支炎"病史，说明痰湿内盛，此次因受凉而发，故发冷发热，头身重痛。自服复方阿司匹林，汗出而症为何不解？寒邪化热故也。痰热蕴肺，肺气不利，清肃失常，故咳嗽喘促，痰热蕴蒸于外，故发热出汗；痰已化热，故痰黄黏稠；热甚津伤，故口渴喜饮；肺与大肠相表里，肺热移于大肠，肠道津伤，故大便秘结。舌红，舌苔黄腻，脉滑数，为痰热蕴肺之征。治宜清热肃肺，化痰止咳，方用麻杏石甘汤合二陈汤：

麻绒10克，杏仁12克，石膏31克，半夏10克，陈皮6克，茯苓12克，甘草3克。

复诊：上方服两剂，症状大减，唯口渴心烦，失眠多梦，夜间潮热，小便短赤，查其舌红津少，脉细数。此为邪热伤阴，余热未尽之明症。治宜养阴清热，润肺止咳，方用沙参麦冬汤加味：

沙参 15 克，麦冬 15 克，扁豆 12 克，花粉 12 克，玉竹 12 克，桑叶 12 克，连翘 12 克，甘草 3 克。

上方服两剂，告愈。

按语：痰湿内郁，有寒化、热化两途，素体阴虚之人，极易热化；素体阳虚之人，则易寒化。此案为风寒、痰浊入里化热之实热证，故用麻杏石甘汤清热泄肺，二陈汤化痰理气而获效。临床此种疾患，清肺不可忽略痰，治痰也不可忽视热，缘痰郁可以化热，热盛又可以灼津成痰之故也。若单治其热则痰郁化热而热不能去，单治其痰则热灼津成痰而痰不能除，故此只宜痰热兼顾，使痰尽热清，诸症具愈。

五、痰饮渍肺案

王某某，男，52 岁，店员。素有烟酒嗜好，十年前开始咳嗽，吐痰，未能服药，继而症状加重，出现气促气喘，经 X 光检查西医诊继为"慢性支气管炎""肺气肿"。每次受凉均出现气喘、咳嗽，甚则夜不能平卧，一年四季经常发作，尤以冬季发作更为频繁。今年冬天又因气温变化受凉而发，症状更为严重，经服中西药物多日，未见好转，故此于 1981 年 10 月 16 日抬来我院就诊。现症：咳嗽气急，喘促有声，吐痰稀稀，白色质清，胸紧咽塞，夜间尤甚，不能平卧，喘鸣如拉锯。检查：慢性病容，面色晦暗，精神疲乏，神志清楚，喘息抬肩，张口呼吸，四肢欠温，舌质微红，苔薄白而滑，脉浮滑，双肺满布湿啰音、哮鸣音。

辨证：病已 10 年有余，症状逐日加重，说明正气内虚，正不胜邪。气喘、咳嗽、吐痰为肺气亏虚、痰饮内伏之明证。此次为风寒引动内饮而发，寒饮犯肺，肺失清肃，气逆于上，故咳嗽气急；痰阻气道，痰气相抟，故喘促有声；饮未化热，故吐痰清稀，色白质清；夜间阴盛，痰凝闭阻更甚，故胸紧咽塞，夜间尤甚，不能平卧；寒阻气机，阳气运行不畅，故面色晦暗，四肢欠温。舌质微红，苔薄白而滑，脉浮滑为风寒犯肺，引动内饮，阻闭气道之征。治宜解表散寒，温肺化饮，方用小青龙汤：

麻黄 12 克，桂枝 12 克，细辛 6 克，半夏 12 克，干姜 10 克，五味 3 克，白芍 12 克，甘草 3 克。

复诊：上方服一剂，症状略有好转，唯口渴，查其舌脉变化不大，继以上方加石膏 24 克，嘱再进一剂。

三诊：诸症大减，能走来就诊，自述心悸气短，不思饮食，查其脉细而弱，此为肺脾气虚之证。标病已去，自当治本，故以六君子汤加味以善其后。

按语：喘证因痰饮渍肺而发者，临床颇为常见。此案系本虚标实证，其本在肺脾气虚，其标在痰饮内伏，根据"急则治其标，缓则治其本"的原则，故首治痰饮，后补肺脾而获效。本案之标为内伏痰饮，外感风寒，风寒引动内饮而发，故用小青龙汤外散风寒，内化痰饮，为表里双解之法，临床非此不可妄投。

六、痰结血瘀案

梁某某，女，50 岁，干部。患"慢支炎"已近 15 年，咳喘症状逐年加重，时常感冒，每次发作均持续多日，西药

"氨茶碱""麻黄素"已为每天必服之药。近三年来症状加重，不能坚持工作，长期卧床不起，经西医检查诊断为"肺气肿""肺心病"。昨年冬天又因受凉复发，住院一月余，出院后继续服用中西药物，凡西药各种抗生素，中药滋补药，止咳平喘药等无不偿食，时医数十人，仍无明显好转，故此邀我诊治。现症：咳嗽气促，动则更甚，夜不能卧，痰多白色，时欲干呕，食欲不振，二便如常。检查：慢性病痛苦病容，面色口唇青紫，精神疲惫，端坐呼吸，张口抬肩，语音低沉，气短难续，舌质淡，有瘀点，苔白滑，脉沉滑无力。

辨证：病已15年有余，久病必虚，咳喘属肺，肺气亏虚，清肃之令不行，敷布津液功能失调，聚而形成痰饮，痰饮壅肺，肺气不利，故咳喘气促；痰阻气机，气滞则血瘀，故咳喘动则更甚；痰未化热，故痰多色白；痰饮犯胃，胃失和降，胃气上逆，故时欲干呕，舌质淡，有瘀点，苔白滑，脉沉滑无力为肺气亏虚，痰结血瘀之象。治宜补肺益气，祛痰化瘀。方用补肺益气汤加味：

太子参18克，茯苓15克，黄芪18克，半夏12克，苏子10克，桃仁12克，当归15克，甘草3克。

复诊：上方服二剂，症状平稳，唯舌苔变厚而腻，此为痰湿内盛之征，治宜加重燥湿祛痰药，继以上方太子参换人参10克，加苍术10克，厚朴10克。

三诊：上方服后，自述食量增加，精神有所好转，咳喘减轻，查苔已变薄，脉较前有力，药已见效，自当守方守法，继以一方加减。

人参6克，茯苓18克，炙黄芪18克，半夏10克，尖贝6克，桃仁10克，丹参15克，炙甘草6克。

四诊：上方连进四剂，面色、口唇青紫消失，咳喘平息。为巩固疗效，嘱以上方四剂，加蛤蚧一对，研末为丸，以善其后。年余以后，患者来院致谢，谓一直未复发云。

按语：肺主一身之气，气虚则津液失布，痰浊内阻，痰阻则气滞，气滞则血瘀，进而形成痰结血瘀证。本案就是这样一个病理演变过程，治疗若单补其气，则痰浊、瘀血不能去，单治其痰浊、瘀血，则有伤肺气而痰浊、瘀血不除，治宜标本兼顾，扶正祛邪，故用补肺益气的人参、黄芪以治其本，用燥湿祛痰的半夏、尖贝，活血化瘀的桃仁、当归以治其标，标本同治而获效。

七、瘀热互结案

彭某某，女，10岁，学生。患儿于一月前受凉后突然发烧，咽喉疼痛，微咳嗽，当时急去大队合作医疗站服中药多剂，未见好转，反而咳嗽加剧，时有喘促，痰中时带血丝，后经××医院诊断为"支气管肺炎"，经服药打针（药名不详），仍未见明显好转。三天前因感冒症状加重，高烧，汗出，谓右胸痛，咳吐黄色黏稠脓痰，时时上涌，故此于1973年7月9日随其父来院就诊。检查：患儿面色潮红，蒸蒸汗出，精神萎靡，呻吟不息，右肺实变体征，舌质红绛，苔黄而干，脉洪大。X光检查：右肺中叶有蛋大空洞并有液平面存在，印旁为"右肺脓疡"。血象检查：白细胞13.4×10^9/L，中性82%。

辨证：病由感冒而发，外感六淫之邪，失于表散，入里化热，壅滞于肺，肺失清肃，故咳嗽胸痛；热毒内盛，蕴蒸于外，故高烧、汗出；热壅血瘀，败坏成脓，故咳吐黄色黏稠脓痰。舌质红绛，苔黄而干，脉洪大为肺有实热，瘀热互结之象。治宜清热解毒，化瘀排脓。方用排脓解毒汤加减：

银花18克，连翘15克，冬瓜仁30克，鱼腥草31克，桔梗10克，桃仁10克，红藤10克，苡仁15克，甘草6克。

复诊：上方连进五剂，诸症大减，胸痛减轻，唯口渴心烦，舌红欠润，脉数无力。此为邪热伤阴之象，治当清热养阴，排脓解毒，方用银翘汤加味：

银花12克，赤小豆12克，生地15克，玄参12克，麦冬12克，竹叶10克，连翘12克，鱼腥草18克，甘草6克。

三诊：上方服三剂，症状基本消失，精神好转，唯时有咳嗽，口渴，查其舌红少津，脉细数。此为邪热伤阴，精气未复之明证，治宜养阴润肺。嘱以百合、沙参、玉竹、大枣煮稀粥，常服，逐即痊愈。后经两年随访，并无咳嗽、吐痰、胸痛现象，饮食起居正常，身体健康无恙。

按语：肺痈瘀热互结，多属中期，治以清热解毒，化瘀排脓为法，临床常根据邪热，血瘀、痈脓的偏盛酌情选加药物。本案邪热、血瘀偏盛，故重用银花、连翘清热解毒，红藤、桃仁活血化瘀。本病系热毒为患，故后期伤阴最为常见，银翘汤清热解毒，养阴生津，恰中本病后期病机，故为常用。

八、虚寒闭肺案

刘某某，男，46岁，采购员。患者以采购为业，残冬寒风凛冽，风雨交加，整日奔波于外，不胜其劳。一月前又冒雨受凉感冒，发冷发热，开始声音嘶哑，逐渐而致失音，经服中西药物,感冒愈而声音始终未复。曾在川医、资中县医院检查,诊断为"慢性喉炎",经服药打针(青霉素、链霉素),未见好转,近两日症状加重,故此来院就诊。检查:面色晦暗,精神欠佳,欲说而不能言,时可听到嘶哑之细语,咽喉不红不肿,有疼痛感,舌质淡,苔白滑,脉沉迟,尤以尺脉为甚。

辨证:患者长期奔波于外,寒湿侵袭,损伤元气,阳气亏虚,寒邪内生,加之复感外邪,外邪引动内寒,闭阻肺肾经脉,肺肾经脉循喉咙,连舌本,寒滞肺肾经脉则喉头开合不利,故见失音;阳气不足,气血运行不汤,故面色晦暗;寒为阴邪,故咽喉不红不肿。舌质淡,苔白滑,脉沉迟为阳虚寒闭之征。治宜温阳散寒,宣肺利气,方用麻黄附子细辛汤加味:

麻黄9克,附片18克,细辛6克,桔梗15克,蝉衣10克,甘草6克。

数日病者来告,服药效验如神,一剂音出,两剂复常。

按语:人体之声音,出于肺而根于肾,发于舌本。手太阴肺经经脉通过横膈与肾相连,足少阴肾经经脉上行于肺系,循喉咙,连舌系。若邪滞肺肾经脉,经气不利,必然影响喉头开合而发为失音。本案为虚寒闭肺所致,其本为阳气亏虚,其标为寒邪闭肺,治疗如只温其阳,则肺不能宣而音不出,若只宣其肺,则阳气不足而寒不能散,音亦不出,故治疗当标本同治。方以附片温阳散寒为主药,以治其本,辅以麻黄、桔梗、蝉衣宣肺散寒,利气开音,佐以细辛温通肺窍以治其标;更以甘草调和诸药,共奏温阳散寒,宣肺利气之效。本案可谓方症切合,自当效如桴鼓，故两剂而愈。

九、阴虚肺燥案

丁某某，男，42 岁，长风厂干部。患者素有"肺结核"病史，曾咯血三次，经住院而愈。近两年来，反复感冒，咳嗽心累，潮热盗汗，身体逐日消瘦，服中西药物从未间断，但疗效仍不满意，故此来院求治。现症：咳嗽气喘，吐痰稠黏，骨蒸发热，夜间尤甚，时出盗汗，咽干舌燥，饥不欲食。检查：慢性病消瘦病容，面色潮红，尤以两颧更甚，精神萎靡，声低气促，舌质红绛，无苔，脉细数无力。

辨证：肺结核病，乃中医肺痨，系痨虫乘虚犯肺，腐蚀肺叶所致。痨虫袭肺，动热伤阴，肺失清润，清肃之令不行，故咳嗽气喘、吐痰稠黏，阴虚生内热，郁热蕴蒸，故骨蒸发热；入夜阳当内守，阴虚则阳无所附，津液随阳外泄，故盗汗；津液不足，失润于上，故咽干喉燥；胃失濡润，纳食无力，故饥不欲食；痨热伤阴，形体失养，故消瘦。舌质红绛，无苔，脉细数无力，皆为阴虚肺燥之象。治宜滋阴降火，润肺杀虫，方用百合固金汤加减：

百合 12 克，生地 18 克，玄参 12 克，麦冬 18 克，尖贝 6 克，百部 18 克，白薇 18 克，青蒿 12 克，甘草 3 克。

复诊：上方连进三剂，诸症大减，唯心悸气短甚，继以上方加沙参 18 克，枣仁 12 克，嘱服四剂。

三诊：查其舌红润泽，微有薄苔，脉较前有力。此为阴液复生，胃气将复之佳兆，治当守方守药，促其康复，继以上方加减：

百合 15 克，熟地 18 克，麦冬 18 克，玄参 15 克，百部 15 克，沙参 18 克，白薇 15 克，甘草 6 克。

四诊：上方连进十剂，基本恢复平时体力，精神好转，心情愉快。为巩固疗效，杜绝复发，拟月华丸加减：

人参 31 克，阿胶 24 克（另包烊化），茯苓 31 克，怀山 40 克，天冬 31 克，熟地 62 克，百部 62 克，白及 62 克，甘草 18 克。

共细末，蜂蜜为丸，梧桐子大，每服三钱，日服两次。

服此丸药月余，又营养食物增进，肌肉丰润，病体复原，且较往昔为健云。

按语：肺痨一病，临床阴虚肺燥较为常见，这与痨虫动热伤津特点息息相关，肺燥乃阴虚所致，阴虚则生热化燥，常互为因果。治疗总以"滋阴""杀虫"为原则，双管齐下，方能收到事半功倍之效。本案病例系阴虚肺燥，故"滋阴"一法，贯案始终，首用汤剂以获速效，后用丸剂以善其后，正气一足，抗邪有力，岂有复发之理也。

十、木火刑金案

唐某某，男，47 岁，干部。患者既往有咳嗽病史，嗜食烟酒。三年前因受凉感冒，剧烈咳嗽，吐血一次，经服药打针而愈。今年春节因饮酒过量复发，又咳吐鲜血多次，量时多时少，时痰中略带少量血丝，经服药打针，效果不显，故此经西医检查，考虑是"支气管扩张"。经住院治疗一月余，未见明显好转，故建议服中药治疗。现症：咳嗽阵作，痰中带血，血色鲜红，晨起必吐黑血多口，咳时胸胁牵痛，烦躁易怒，口渴欲饮，大便干结，小便黄赤。

检查：面红气粗，咳声高扬，神志清楚，舌质鲜红，苔薄黄，脉弦数。

辨证：患者有烟酒嗜好，久则邪热内蕴，热郁肺肝，肝火上逆，引动肺内郁热，灼伤血络，迫血妄行，故咳嗽阵作，痰中带血；肝之络脉布两胁，肝火偏亢，络脉壅滞，故胸胁牵痛；肝旺则烦躁易怒，热甚津伤，故口渴欲饮，大便干结，小便黄赤。舌质鲜红，苔薄黄，脉弦数，为肝火偏旺之象。治宜清肝泻肺，凉血止血，方用咳血方加味：

青黛6克，瓜蒌仁15克，诃子10克，海浮石10克，炒山栀12克，丹皮12克，桑皮15克，鲜茅根31克。

复诊：上方服两剂，咳嗽减轻，血量减少，查舌脉变化不大，继以上方嘱再进两剂。

三诊：诸症悉平，脉亦缓和，前法既效，率由旧章，继以上方去栀子，丹皮加麦冬18克滋阴清热。

四诊：诸症消失，为巩固疗效，以养阴清热，润肺生津为法，拟沙参麦冬汤两剂，以善其后。后经随访半年，未见复发。

按语：肝火犯肺所致咳血，以气郁化火，木火刑金多见，本案系过食烟酒，郁久化火所致，病因均为火热为患，病位都在肝肺，病理皆属木火刑金，血络损伤，血液妄行，故症状表现则基本一致。本案方取青黛、栀子清肝泻火，共为主药，辅以瓜蒌仁、海浮石、桑皮清热泻肺，化痰止咳，佐以诃子敛肺止咳，丹皮、茅根凉血止血，相互配合，共呈清肝泻肺、凉血止血之效，使火退咳除，痰血方止，故能满意收效。

第二节　跟师医案十则

一、风寒犯肺案

李某，男，78 岁。就诊日期：2013 年 3 月 25 日。

主诉：咳嗽咳痰 5 天。

现病史：5 天前受凉后出现咳嗽，咳声重浊，气急，喉痒，咯痰稀薄色白，伴鼻塞，流清涕，头痛，肢体酸楚，恶寒发热，无汗。

既往史：有慢阻肺病史 20 年。

过敏史：无。

体格检查：舌苔薄白，脉浮。

辅助检查：胸片示肺气肿征。

中医诊断：咳嗽。

证候诊断：风寒袭肺。

西医诊断：慢性阻塞性肺病急发。

治法：疏风散寒，宣肺止咳。

处方：三拗汤合止嗽散。麻黄 5 克，荆芥 10 克，杏仁 10 克，紫菀 12 克，白前 10 克，百部 15 克，陈皮 12 克，桔梗 15 克，甘草 6 克，法夏 10 克，厚朴 10 克，上方 5 剂。

复诊：经服后咳嗽明显好转，效不更方，原方去麻黄，继用 5 剂后缓解。

按语：咳嗽的治疗应分清邪正虚实。外感咳嗽，为邪气壅肺，多为实证，故以祛邪利肺为治疗原则，根据邪气风寒、风热、风燥的不同，应分别采用疏风、散寒、清热、润燥治疗。内伤咳嗽，多属邪实正虚，故以祛邪扶正，标本兼顾为治疗原则，根据病邪为"痰"与"火"，祛邪分别采用祛痰、清火为治，正虚则养阴或益气为宜，又应分清虚实主次处理。

二、肺阴虚咳案

李某，女，75 岁。就诊日期：2013 年 12 月 18 日。

主诉：咳嗽 5 天。

现病史：10 天前因受凉后出现干咳，咳声短促，痰少黏白，声音嘶哑，口干咽燥。无潮热盗汗等症，无咳血等症。

既往史：慢性阻塞性肺疾病。

过敏史：无。

体格检查：舌质红少苔，脉细数。

辅助检查：无。

中医诊断：咳嗽。

证候诊断：肺阴亏耗。

西医诊断：慢性支气管炎。

治法：滋阴润肺，化痰止咳。

处方：沙参麦冬汤。沙参 15 克，麦冬 12 克，玉竹 12 克，天花粉 12 克，桑叶 15 克，浙贝母 10 克，苦杏仁 10 克，蜜百部 12 克，冬花 12 克，甘草 6 克。5 剂，水煎服。

按语：方中用沙参、麦冬、玉竹、天花粉滋阴润肺以止咳；桑叶轻清宣透，以散燥热；甘草、扁豆补土生金。若久热久咳，可用桑白皮易桑叶，加地骨皮以泻肺清热；咳剧者加贝母、杏仁、百部润肺止咳；若肺气不敛，咳而气促，加五味子、诃子以敛肺气。

三、肺癌案

刘某，女，62 岁。就诊日期：2014 年 4 月 14 日。

主诉：干咳少痰 1 周。

现病史：病员确诊肺癌 1 年余，1 周前不明原因出现咳嗽，为干咳少痰，偶或痰中带血，胸痛，心烦寐差，低热盗汗，口渴，大便干结。

既往史：肺癌。

过敏史：无。

体格检查：舌质红，舌苔黄，脉细数。

辅助检查：无。

中医诊断：咳嗽。

证候诊断：肺阴虚。

西医诊断：肺癌。

治法：养阴清热，解毒散结。

处方：沙参麦冬汤。北沙参 24 克，玉竹 15 克，麦冬 18 克，桑叶 12 克，天花粉 12 克，扁豆 15 克，仙鹤草 30 克，连翘 18 克，石斛 18 克，甘草 6 克。5 剂，水煎服。

复诊：上方 5 剂后后咳嗽明显好转，偶有干咳，加强扶正，予以沙参麦汤合六君子 10 剂后病情平稳。

按语：方中用沙参、玉竹、麦冬、甘草、桑叶、天花粉、生扁豆养阴清热，仙鹤草 30 克，连翘 18 克清热解毒散结。若见咯血不止，可选加白及、白茅根。本病虽然无确切的方法可以预防，然加强锻炼，增强机体抗病能力，避免接触致癌因素，是可以降低发病率的。

四、少阳咳案

彭某某，女，47 岁。就诊日期：2013 年 4 月 15 日。

主诉：咳嗽 1 个多月。

现病史：1 个多月前患者因受凉后出现咳嗽，呛咳，少痰，咽喉有痰黏附感，在外服用"头孢类"抗生素及甘草片等，病情无明显缓解。此次就诊时见：咳嗽，胸胁胀满不适，阵发呛咳，咳甚呕吐，咽痒，时寒时热，目干涩，口干口苦，饮食减退，小便正常，大便稀溏。自述咳嗽前有情志不遂的诱因，每次生气后咳嗽加重。

既往史：无。

过敏史：无。

体格检查：颜面稍潮红，舌红，苔黄，脉弦细。咽部稍充血，扁桃体不大，双肺呼吸音稍模糊，未闻及干湿啰音。余未见明显异常。

辅助检查：无。

中医诊断：咳嗽。

证候诊断：少阳证。

西医诊断：支气管炎。

治法：和解少阳。

处方：小柴胡汤。柴胡 12 克，党参 18 克，法半夏 12 克，黄芩 15 克，大枣 12 克，菊花 15 克，龙胆草 12 克，扁豆 15 克，莲米 15 克，甘草 6 克。4 剂，服后咳嗽消失。

按语：咳嗽本是肺气上逆，其治疗皆不离降肺气、止咳。而此患者未用一味止咳的药物，而咳嗽止。思之，《内经》曾曰："五脏六腑皆令人咳，非独肺也"。此患者有生气的诱因，服一般药物无效，当以和法来治，而小柴胡为和法代表方剂，是少阳病的主方。其治疗以"寒热往来、口苦咽干、胸胁苦满、舌苔薄白，脉弦为主"的各种杂证。少阳为诸阳之枢，若邪气犯之，徘徊于半表半里之间，外与阳争而为寒，内与阴争而为热，故往来寒热。少阳为病，经气不利，少阳相火郁而为热，所以口苦、咽干、目眩、胸胁苦满；邪热犯胃，胃失和降，故见心烦喜呕，默默不欲食；少阳经气郁而不舒，故脉弦。而少阳为阳木，其郁，气机升降失常，影响肺大肠及脾胃，同时其郁化火，伤及肝脏，故可出现目干涩等。

五、膀胱咳案

曾某某，男，60岁。就诊日期：2014年2月13日。

主诉：咳嗽1个多月。

现病史：1个多月前患者因"受凉"后出现咳嗽，干咳少痰，在外自行口服"阿莫西林、甘草合剂"及门诊口服中药无缓解，2天前就诊，经查胸片提示"肺纹理增粗，紊乱"，予以静脉滴注"五水头孢"等无缓解。今见：咳嗽，痰多不易咯出，声嘶气短，咽喉痒堵塞感，咳甚遗尿，饮食可，大便稀溏，每日3～5次。

既往史：2013年2月曾因"左侧肩背部胀痛2天"到XX医院住院，诊断为：①胸椎椎间盘变性，②胸椎退行性改变，③T5椎体变性可能，④颈椎病（混合型），⑤支气管炎，⑥右侧颈动脉粥样斑块形成伴内中膜部分增厚，⑦慢性胃炎，⑧慢性肠炎，⑨高脂血症。经相关治疗后出院，出院后予以口服药治疗（具体不详），目前未诉肩背部疼痛。患者既往大便次数增多 20 多年，大便稀溏，每日 3～5 次，未行纤维结肠镜检查。

过敏史：无。

体格检查：舌红，苔白厚微黄，脉浮紧。

辅助检查：胸片：双肺纹理略增多。心电图：窦性心律，偶发室上性期前收缩，窦性心动过缓。腹部+泌尿系彩超：未见异常。

中医诊断：咳嗽。

西医诊断：肺部感染。

证候诊断：风寒犯肺之膀胱咳。

处方：止嗽散加麻黄。桔梗 15 克，白前 12 克，紫菀 12 克，荆芥 12 克，玉竹 18 克，陈皮 12 克，麻黄 10 克，杏仁 12 克，百部 15 克，甘草 6 克，3 剂，水煎温服，1 日 1 剂。服药效，予以守方 2 剂咳嗽消失。

按语：用止嗽散加玉竹治疗咳嗽伴咳甚遗尿患者多例有效，有报道曰无咳嗽遗尿用玉竹也有效，而治久咳无效可用麻黄，因其可纳气平喘。止嗽散原为治疗外感咳嗽经服解表药后而咳嗽仍不止者。外感咳嗽久咳者外邪多去或入里为内热，此时肺失于宣肃，重在理肺止咳，加麻黄外可宣肺，内可利水降肺，加玉竹可退虚热，润肺阴，治疗膀胱咳者可能依据《神农本草经》谓其："主中风暴热，不能动摇，强筋结肉……"

六、肾咳案

赵某某，男，59 岁。就诊日期：2014 年 2 月 13 日。

主诉：咳嗽 1 个多月。

现病史： 1 个多月前患者因"受凉"后出现咳嗽，干咳少痰，在外自行口服"头孢克肟、抗病毒冲剂"等无缓解，5 天前就诊，经查胸片提示"符合支气管炎"，予以静脉滴注"五水头孢"等无缓解，今就诊，见：咳嗽，咯白色涎痰，口干，胸闷不适，多汗，小便时皆出汗，小便多，咳时遗尿，腰胀痛，大便可。

既往史： 12 年前曾患扁桃体癌，经治疗痊愈；约 4 年前，在区中心医院确定诊断为脑动脉硬化症，3 年前，并发生脑梗塞、白质脱髓鞘改变等，同时，发现颈椎病、颈椎间盘突出症。2 年前，因血压增高（189/120mmHg），给予硝苯地平缓释片口服治疗，平素血压控制不详。6 月前，因腰腿疼痛、右侧口眼歪斜在我院住院治疗，诊断为：①周围性面神经炎，②腰椎间盘突出症，③2 型糖尿病，糖尿病周围神经病变，④冠状动脉粥样硬化性心脏病（缺血性心肌病型）频发早搏 心功能Ⅱ级，⑤原发性高血压 3 级。极高危予相关治疗后症状好转出院。

过敏史： 无。

体格检查： 裂纹舌，少苔，舌红，脉细缓。

辅助检查： 痰涂片：发现大量真菌孢子及菌丝，革兰氏染色：发现革兰氏阳性球菌，发现革兰氏阴性杆菌。心电图：窦性心律，频发性室上性期前收缩，ST-T 改变。胸片：符合支气管炎。颅脑 CT：右侧侧脑室前角旁、左侧侧脑室体旁腔隙性脑梗塞；脑萎缩；双侧上颌窦、筛窦炎。

中医诊断： 咳嗽。

证候诊断： 肺肾阴虚、风寒入肺之肾咳。

西医诊断： 支气管炎。

治法：补肾益肺，止咳化痰。

处方：止嗽散加玉竹、杜仲、山茱萸。桔梗 15 克，白前 12 克，紫菀 12 克，荆芥 12 克，玉竹 20 克，陈皮 12 克，百部 12 克，甘草 6 克，川贝 6 克（冲服），枣皮 15 克，杜仲 15 克。3 剂，水煎温服，1 日 1 剂。服药效，予以守方 3 剂。

复诊：2014 年 05 月 20 日，咳嗽减轻，汗出减少，腰痛缓解，但诉小便滴沥不尽，裂纹舌，舌淡暗可见白苔，脉迟缓。换用金水六安煎加川贝、生脉饮：

当归 12 克，半夏 12 克，太子参 15 克，茯苓 15 克，熟地 20 克，陈皮 12 克，炒白术 12 克，甘草 6 克，川贝 10 克（冲服），麦冬 12 克，五味子 10 克。3 剂，水煎温服，1 日 1 剂。服药效，又自服 5 剂，电话随访痊愈。

按语：五脏六腑皆令人咳，非独肺也，将咳嗽伴腰痛、小便异常等称为肾咳或膀胱咳。因此在治疗本咳嗽患者时，先用温润和平止嗽散启门祛贼，加山茱萸、杜仲补肾，以免肺气耗散，同时加玉竹、川贝养阴清肺、润燥止咳。后因肺肾虚寒，水泛为痰，年迈阴虚，血气不足，外受风寒，咳嗽，故选金水六安煎以肺脾肾同治，以祛痰逐水，健脾益肺补肾，从源头、从中转、从终端根治痰饮而治愈顽固性咳嗽。

七、外感温燥证

谢某某，女，59 岁。就诊日期：2014 年 09 月 17 日。发病节气：秋分前 6 天。

主诉：咳嗽 10 多天，加重伴声音嘶哑 3 天。

现病史： 10 多天前患者不慎"感冒"后出现咳嗽，阵发干咳，但最后咳出痰涎后咳嗽可减，在外口服"头孢""阿奇霉素"等无缓解，具体不详。3 天前患者再次"感冒"后出现咳嗽进一步加重，咽喉不适，声音逐渐嘶哑，在外服药"双黄连口服液"等，无缓解，来找老师诊治，症见：咳嗽，干咳少痰，可咯出少量清稀痰液，声音嘶哑，咽喉不痛，但咽干，无汗，微恶风寒。精神欠佳，乏力，食纳差，睡眠可，二便尚可。

既往史： 有"冠心病"病史 3 年，长期服用美托洛尔、丹参片等。平素易"感冒"，近 3 月已"感冒"多次。

过敏史： 无。

体格检查： T36.8℃，R21 次/分，BP125/65mmHg，消瘦，咽部红，咽后壁淋巴滤泡增多，双肺未闻及明显干湿性啰音。心率 85 次/分，律齐，A2>P2，各瓣膜听诊区未闻及病理性杂音。全双下肢无水肿。舌淡红瘦小，苔黄，脉浮稍滑。

辅助检查： 胸片未见异常。

中医诊断： 咳嗽。

证候诊断： 外感温燥证。

西医诊断： 急性咽喉炎。

治法： 清宣润燥，润肺止咳。

处方： 桑杏汤加减。桑叶 15 克，杏仁 12 克，麻黄（蜜炙）6 克，浙贝 15 克，南沙参 30 克，栀子 12 克，桔梗 15 克，前胡 12 克，瓜壳 12 克，知母 12 克，甘草 6 克。3 剂，每剂加水适量，每次煎药 10～15 分钟（水沸计算时间），每次 200ml，1 日 3 次，饭后温服。

复诊：2014 年 9 月 20 日，患者咳嗽明显缓解，声音嘶哑减轻，加木蝴蝶 6 克、威灵仙 12 克。2 剂后痊愈。

按语：此季节最适宜桑杏汤治疗咳嗽。此患者方中去了梨皮、香豉，加了小剂量麻黄，桔梗甘草汤、前胡、瓜壳。正是肺为上焦，治上焦如羽，非轻不举，故用了轻清气锐之气以开宣肺气，方以桑叶、杏仁辛开苦降，复肺之宣降之职。因肺喜润恶燥，燥伤津液，故以沙参益肺阴，知母滋阴降火，润燥滑肠，其可滋肾水避免肺热及子，瓜壳宽胸化痰，浙贝开郁散结化痰（不用川贝，因为声音嘶哑更用开郁之剂）；后用木蝴蝶利咽润肺，疏肝和胃；威灵仙多治疗风湿骨痛，师用在此源于入膀胱、肺、肾经，且辛香走窜，可加强开郁宣肺之力。治疗久咳，小剂麻黄以宣肺以助肺敷布津液而不为痰，虽其为辛温之剂，此蜜制、小量，辛润降气平喘，有桑叶、桔梗、知母之寒，其温性并未发挥主要作用。

八、太阳经症

汪某，男，66 岁。就诊日期：2014 年 9 月 1 日。

主诉：气喘不适 8 月。

现病史：8 月前因感冒咳嗽治疗后突然出现气喘，持续至今。有气从腹部往上冲的感觉，口干，舌质淡苔白偏腻。

既往史：无。

过敏史：无。

体格检查：舌质淡苔白偏腻。

辅助检查：无。

中医诊断：太阳经症。

证候诊断：太阳中风。

西医诊断：支气管炎。

治法：和营卫。

处方：桂枝加桂汤。桂枝 15 克，降香 12 克，路路通 1 克，白芍 18 克，甘草 10 克，半夏 15 克，大枣 15 克。3 剂。

按语：《伤寒论》：……发奔豚，气从少腹上冲心者，灸其核上各一壮，与桂枝加桂汤，本案患者有气从腹部往上冲的感觉，故选桂枝加桂汤。

九、肺胀　痰瘀阻络案

聂某某，男，68 岁。就诊日期：2013 年 12 月 9 日。

主诉：反复咳嗽、喘促 23 年多，心累气紧 5 年多，复发加重 1 周。

现病史：于 23 年前，患者开始出现咳嗽、喘促，遇寒冷加重，无咯血、胸痛、午后低热，夜间潮热、盗汗，也无心慌、气紧等。未引起重视。以后常因受凉感冒而咳嗽、喘促反复发作，每年冬春季节加重。咳嗽时间累计 3 个月以上，如此年复一年，患者病情逐渐加重。5 年前开始出现心累气紧，但夜间能平卧，活动后明显，曾在院外多次以"慢性支气管炎、肺气肿、肺心病"诊治。1 个多月前曾因病情加重到我院住院，诊断为：①慢性喘息性支气管炎（急性发作期），②阻塞性肺气肿，③慢性肺源性心脏病。经相关治疗后好转出院，出院后使用"舒利迭、强力枇杷露"等药物巩固治疗。1 周前患者不慎受凉后咳嗽、咯痰较前加重，痰多，为黄白色黏稠痰，难咳出，心累气紧，胸闷不适感，腰部胀痛，头晕，身软乏力，纳差，失眠，予以口服药治疗后症状无减轻，1天前来我院就诊，门诊以"慢支炎、肺气肿、肺心病"收入住院治疗。患病以来一般情况差，精神食纳差，失眠多梦，大便干结，小便黄少，体重无明显变化。患者目前仍喘息、心累，动则尤甚，多汗，食纳差，不能平卧。

既往史：无特殊病史，有煤矿工作史。

过敏史：无。

体格检查：T36.3℃，P129次/分，R23次/分，BP112/73mmHg发育正常，营养中等，消瘦无力体型，端坐喘息，张口呼吸，神清，精神差，查体合作，对答切题。舌黯红，苔白厚腻，脉细促。皮肤润，唇稍紫绀，颊黏膜可见白色豆渣样物质，桶状胸，双肺诊语颤减弱，叩呈过清音，双肺呼吸音减弱，可闻及大量干湿啰音。心前区无隆起，心尖搏动增强，不弥散，无异常搏动，心尖搏动位于第5肋间左锁骨中线内0.5cm处，无心包摩擦感，心浊音界向右扩大，心率129次/分，律齐，第一心音不亢进，A2<P2，肺动脉瓣听诊区第二心音亢进，各瓣膜听诊区未闻及病理性杂音，无心包叩击音、心包摩擦音。周围血管征（-）。腹平软，无肠型及蠕动波，无压痛、肌紧张及反跳痛，肝脾不大，移浊（-）。肝肾区无叩击痛，肠鸣音正常，无异常血管杂音。肛门、直肠、外生殖器未查。脊柱四肢无畸形，双下肢轻度水肿。神经系统：生理反射存在，病理反射未引出。

辅助检查：2个月前在住院检查心电图示：窦性心动过速，肢导联低电压。心脏彩超示：主动脉增宽。肺动脉瓣轻度、三尖瓣轻度关闭不全；左心室顺应性减低。TCD未见明显异常。胸片示：符合支气管炎、肺气肿样改变；右上肺陈旧性病灶；胸椎多发压缩性改变。直接涂片：查见真菌。痰液革兰氏染色：见 G＋10 及 G－b 于细胞内外，WBC 大于25/WP。

中医诊断：肺胀。

证候诊断：肺肾两虚，痰瘀阻络。

西医诊断：①慢性阻塞性肺疾病（急性加重期）二重感染（细菌、真菌），②慢性肺源性心脏病，窦性心动过速，心功能Ⅲ级。

治法：先予以化痰止咳，平喘解痉，后期予以补肺益肾，健脾除湿，化痰平喘。

处方：千金苇茎汤合定喘汤加减。芦根 20 克，薏苡仁 60 克，冬瓜仁 20 克，桃仁 15 克，白果仁 15 克，矮地茶 30 克，土茯苓 30 克，百部 20 克，法半夏 20 克，瓜蒌皮 20 克，款冬花 15 克，麻黄 15 克，紫苏子 15 克，黄芩 15 克，杏仁 15 克，炙甘草 10 克。3 剂，3 日 1 剂（患者进食少，服药困难）。

复诊：2013 年 12 月 19 日，患者诉咽痛，咽部干痒不适感、咳嗽、咯痰、心累、腰部胀痛、头晕、乏力稍减轻，食纳差，进食极少，大便干结，小便黄少。查体：舌暗红，可见裂纹，苔黄厚腻，脉细数，双肺呼吸音减弱，可闻及散在湿啰音。心率 100 次/分，律齐，第一心音不亢进，A2＜P2，肺动脉瓣听诊区第二心音亢进，各瓣膜听诊区未闻及病理性杂音。直接涂片查真菌：查到真菌＋。考虑肺脾两虚，痰湿蕴肺，调整方药为：

芦根 20 克，薏苡仁 60 克，冬瓜仁 20 克，桃仁 15 克，太子参 30 克，茯苓 30 克，法半夏 20 克，瓜蒌皮 20 克，麻黄 15 克，紫苏子 15 克，黄芩 15 克，杏仁 15 克，炙甘草 10 克，黄芩 40 克，桑白皮 30 克。3 剂，2 日 1 剂。

三诊： 2013 年 12 月 26 日，仍心累身软乏力动则加重，痰多能咯出，色白，面色萎黄，裂纹舌，花剥苔，考虑气阴两虚，痰热郁肺，予以生脉饮＋麦门冬汤＋宣故纸、枣皮（《景岳全书》金水六安煎当归少用）。

补骨脂 15 克，枣皮 15 克，生晒参 12 克，麦冬 18 克，五味子 10 克，法半夏 12 克，大枣 12 克，白果 12 克打，川贝 6 克（打粉冲服），当归 12 克，甘草 6 克，熟地 30 克，鹿含草 18 克。3 剂，2～3 日 1 剂。

1 月 6 日守方 2 日一剂。

1 月 12 日患者口舌生疮，口舌咽喉疼痛，心累、喘息明显缓解，痰量减少，能进食约 2～3 两米饭，口干，不思肉食。舌红，少苔，脉细数。予以守方＋连翘、青黛以消疮毒。

连翘 30 克，青黛 3 克（冲服）。3 剂，2～3 日 1 剂。

1 月 18 日患者喘累明显缓解，口疮愈合，能自行上厕所，稍感心累，咳嗽、咯痰轻微，舌脉如前，去连翘、青黛，予以原方固本调理。

患者回家后病情相对稳定，饮食可，轻微活动无喘累，生活基本自理。

按语： 肺心病患者皆属本虚标实，其急性发作期多为痰浊为患，但其生痰之因确与肺、脾、肾有密切关系。急性期以清热化痰为主，但注意健脾、运脾，以固生痰之源；若一味化痰而不健脾，则痰浊之患断不能除。而痰浊郁可化热，若兼外邪及阴虚则更易化热。气血化生乏源，肾精不足，则五脏精亏；肺虚不能将津液外布而化为痰浊，可导致肺阴亏

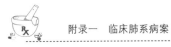

虚或更甚；而五脏精亏，尤多余精气注肾，也可导致肾精不足。故肺心病痰多时后期常可见患者舌红少苔，甚光红无苔，其亏损为多脏器亏损，以肺脾肾尤甚。因此后期以补骨脂、枣皮、熟地大补肝肾；生晒参、麦冬、五味子补益肺脾；当归、大枣养血；同时以半夏、川贝化痰清热祛浊；白果定喘补肺肾；桑皮泻肺余热；鹿含草涩、平，有平喘止咳、清热利湿、散瘀止痛功效，于此对症针对咳喘，对因针对痰湿瘀阻。

十、肺胀　痰浊阻肺案

王某某，男，82 岁。就诊日期：2015 年 5 月 6 日。发病节气：立夏。

主诉： 反复咳嗽、喘促 10 年多，心累 3 年多，复发加重 10 天多。

现病史： 10 年前，患者常因"感冒"出现咳嗽、喘促反复发作，每年冬春季节加重。咳嗽时间每年持续 3 个月以上，如此年复一年，患者病情逐渐加重。3 年前开始出现心累气紧，但夜间能平卧，活动后明显，曾多次在我区中心医院及我院住院，经相关检查诊断为慢性支气管炎、肺气肿、肺心病。长期予以止咳、解痉平喘等药物口服维持。10 天前患者不慎受凉后咳嗽、咯痰较前加重，痰多，为黄白色泡沫痰，难咳出，心累气紧，胸闷不适感，头晕，身软乏力，纳差，在我院经静滴抗生素、解痉平喘等药物，咳嗽、喘息有所缓解，但心累重，动则尤甚，下肢水肿，予以利尿消肿效果差，今来门诊周老师处诊治，症见：心累，动则尤甚，喘息，咳嗽，咯少量白色黏痰，下肢水肿，皮色偏红，皮温不高，纳差，乏力，睡眠差，大便干结，已三日未行，小便黄。

过敏史：无。

体格检查：T36.7℃，P97 次/分，R23 次/分，BP125/70mmHg 高枕卧位，张口抬肩呼吸。双唇略发绀，咽充血，扁桃体不大，甲状腺不大，气管居中，颈静脉不充盈，肝颈静脉回流征阴性。颈软，气管居中，甲状腺不大。桶状胸，双肺触觉语颤减弱，叩呈过清音，双肺呼吸音减弱，闻及散在干啰音，双下肺可闻及细湿啰音。心前区无隆起，心尖搏动增强，不弥散，无异常搏动，心尖搏动位于第 5 肋间左锁骨中线内 0.5cm 处，无心包摩擦感，心浊音界向右扩大，心率 97 次/分，律偶不齐，第一心音不亢进，A2<P2，肺动脉瓣听诊区第二心音亢进，各瓣膜听诊区未闻及病理性杂音，无心包叩击音、心包摩擦音。双下肢Ⅱ度凹陷性水肿。余无明显阳性体征。舌红少苔，苔薄黄，脉小数。

辅助检查：胸片示：符合支气管炎、肺气肿样改变；心电图提示：完全性右束支传导阻滞。

中医诊断：肺胀。

证候诊断：肺脾肾亏虚，痰浊阻肺。

西医诊断：①慢性阻塞性肺疾病，急性加重期。②肺心病　右心衰。

治法：益肺健脾、补肾纳气。

处方：生脉饮加减。补骨脂 15 克，山药 20 克，生晒参 12 克，麦冬 18 克，五味子 10 克，葶苈子 12 克，白果仁 15 克，平贝母 6 克（冲服），蛤蚧 1 对（冲服），大枣 12 克。上方 5 剂，水煎，1 日 2 次口服。

复诊：2015 年 05 月 13 日，患者喘累有所减轻，但目前四肢水肿，色红肿胀，无发热疼痛，余同前。舌红少苔，脉细数。予以麦味地黄汤合葶苈大枣泻肺汤加减。

熟地 20 克，山药 20 克，生晒参 12 克，麦冬 18 克，五味子 12 克，葶苈子 15 克，丹皮 12 克，茯苓 18 克，泽泻 15 克，大枣 15 克，当归 12 克，车前子 12 克。5 剂。

三诊：2015 年 5 月 20 日，患者水肿基本消退，咳嗽明显缓解，但动后仍感心累，卧床休息不累，纳差腹胀，晨起涕多，流清涕，舌淡红，薄白，脉短小如豆。予以桂枝加厚朴杏仁汤加减。

桂枝 12 克，白芍 15 克，干姜 12 克，厚朴 12 克，杏仁 12 克，茯苓 15 克，生晒参 12 克，泽泻 15 克，大枣 12 克，当归 12 克，炙甘草 6 克。上方 3 剂之后患者病情相对稳定。

按语：本病治法重在补益肺脾肾，以平喘、纳气为主，从肺脾肾治疗水液代谢失衡。复诊以麦味地黄汤加人参以气阴并治，而水肿加重，加强三泻，再加当归养血助肝疏泄，车前子利水。三诊患者咳嗽、喘息、水肿减轻，而表现清晨清涕、活动后心累加重，肾虚好转，继续补益肺脾、调和营卫、消痰行水。

附录二　肺病证治常用方剂

第一节　咳嗽方剂

二陈汤

【来源】《太平惠民和剂局方》

【组成】半夏 15 克，橘红 15 克，白茯苓 9 克，炙甘草 4.5 克。

【用法】上药㕮咀，每服 4 钱，用水 1 盏，生姜 7 片，乌梅 1 个，同煎 6 分，去滓，热服，不拘时候（现代用法：加生姜 7 片，乌梅 1 个，水煎温服）。

【功用】燥湿化痰，理气和中。

【主治】湿痰证，症见咳嗽痰多，色白易咯，恶心呕吐，胸膈痞闷，肢体困重，或头眩心悸，舌苔白滑或腻，脉滑。

【方解】方中半夏辛温性燥，善能燥湿化痰，且又和胃降逆，为君药。橘红为臣药，既理气行滞，又燥湿化痰。佐以茯苓健脾渗湿，渗湿以助化痰之力，健脾以杜生痰之源。煎加生姜，既能制半夏之毒，又能协助半夏化痰降逆，和胃止呕，复用少量乌梅，收敛肺气，与半夏、橘红相配伍，散中有收，防其燥散伤正，均为佐药。以甘草为佐使药，健脾和中，调和诸药。本方结构严谨，散收相合，标本兼顾，燥湿理气祛已生之痰，健脾渗湿杜生痰之源，共奏燥湿化痰、理气和中之功。

【临床运用】

1. 用方要点：咳嗽，呕恶，痰多色白易咯，舌苔白腻，脉滑。

2. 随症加减：治湿痰，可加苍术、厚朴以增强燥湿化痰之力；治热痰，加胆星、瓜蒌以清热化痰；治寒痰，可加干姜、细辛温化寒痰；治风痰眩晕，加天麻、僵蚕以化痰熄风；治食痰，加莱菔子、麦芽以消食化痰。

3. 使用注意：因本方性燥，故燥痰者慎用，吐血、消渴、阴虚、血虚者忌用本方。

4. 现代应用：本方常用于慢性支气管炎、慢性胃炎、梅尼埃病、神经性呕吐等属湿痰者。

三子养亲汤

【来源】《杂病广要》

【组成】紫苏子9克，白芥子9克，莱菔子9克。

【用法】上3味，各洗净，微炒，击碎，看何证（痰浊、气逆、食积）多，则以所主者为君，余次之，或等分，每剂不过9克（3钱），用生绢小袋盛之，煮作汤饮，代茶用，不宜煎熬太过。

【功用】温肺化痰，降气消食。

【主治】痰壅气逆食滞证，症见咳嗽喘逆，痰多胸痞，食少难消，舌苔白腻，脉滑。

【方解】方中选用白芥子温肺利气，快膈消痰；紫苏子降气行痰，使气降而痰不逆；莱菔子消食导滞，使气行则痰行。"三子"均系行气消痰之品，根据"以消为补"的原则，合而为用，各逞其长，可使痰消气顺，喘嗽自平。其中白芥子长于化痰，苏子长于降气，莱菔子长于消食，临证当视痰壅、气逆、食滞三者孰重孰轻而定何药为君，余为臣佐。

【临床运用】

1. 用方要点：咳嗽痰多，食少胸痞，舌苔白腻，脉滑。

2. 随症加减：大便素实者，临服加熟蜜少许；若冬寒，加生姜三片。

3. 使用注意：①本方终属治标之剂，绝非治本之图，服后一待病情缓解，即当标本兼治。②气虚者不宜单独使用。

4. 现代应用：本方常用于顽固性咳嗽、慢性支气管炎、支气管哮喘、肺心病等痰壅气逆食滞者。

大补阴丸

【来源】《丹溪心法》

【组成】 熟地黄 120 克，知母（盐炒）80 克，黄柏（盐炒）80 克，龟板（制）120 克，猪脊髓 160 克。

【用法】 口服，一次 6 克，一日 2～3 次。

【功用】 滋阴降火。

【主治】 阴虚火旺证，症见潮热盗汗，咳嗽咯血，耳鸣遗精。

【方解】 方中熟地益髓填精，龟板为血肉有情之品，擅补精血，又可潜阳，二药重用，意在大补真阴，壮水制火以培其本，共为君药。黄柏、知母清热泻火，滋阴凉血，相须为用，泻火保阴以治其标，并助君药滋润之功，同为臣药。

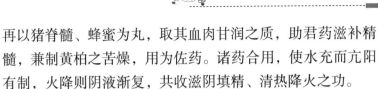

再以猪脊髓、蜂蜜为丸，取其血肉甘润之质，助君药滋补精髓，兼制黄柏之苦燥，用为佐药。诸药合用，使水充而亢阳有制，火降则阴液渐复，共收滋阴填精、清热降火之功。

【临床运用】

1. 用方要点：潮热盗汗，咳嗽咯血，耳鸣遗精，舌红少苔，尺脉数而有力。

2. 现代应用：研究发现，大补阴丸能够降低血糖，对肾脏有保护作用，对体液免疫和细胞免疫功能均有一定的增强作用。现代主要用于治疗肺结核，肾结核，甲状腺功能亢进，糖尿病等属阴虚火旺之证。

六君子汤

【来源】《医学正传》

【组成】人参9克，白术9克，茯苓9克，炙甘草6克，陈皮3克，半夏4.5克。

【用法】上为细末，作1服，加大枣2枚，生姜3片，新汲水煎服。

【功用】益气健脾，燥湿化痰。

【主治】脾胃气虚兼痰湿证，食少便溏，胸脘痞闷，呕逆等。

【方解】本方治证以脾虚为本，痰阻为标，故方中以四君子（人参、白术、茯苓、甘草）益气补虚，健脾助运以复脾虚之本，杜生痰之源，且重用白术，较之原方四药等量则健脾助运，燥湿化痰之力益胜。半夏辛温而燥，为化湿痰之要药，并善降逆以和胃止呕；陈皮为辛温苦燥之品，既可调理气机以除胸脘之痞，又能和胃止呕以降胃气之逆，还能燥湿化痰以消湿聚之痰，其行气之功亦有助于化痰，所谓"气顺则痰消"是也。二药合用，燥湿化痰，和胃降逆之功相得益彰，故相须以除痰阻之标。煎煮时加少量生姜、大枣，协四君可助益脾，伍夏、陈而和胃。综观本方实乃四君子汤与二陈汤相合而成，二方并施，意在甘温益气而不碍邪，行气化滞而不伤正，使脾气充而运化复健，湿浊去而痰滞渐消。

本方配伍特点：以益气健脾之品配伍燥湿化痰之药，补泻兼施，标本兼治。且甘温补脾，助运化之功，可杜生痰之源；燥湿化痰，除中焦之湿，又能助脾运之复，二者相辅相成，共奏益气健脾、燥湿化痰之功。

【临床运用】

1. 用方要点：食少便溏，胸脘痞闷，咳嗽痰多色白，舌淡苔白腻，脉虚。

2. 随症加减：气虚较甚者，重用人参、白术；痰多壅盛者，重用半夏、陈皮；畏寒怕冷者，加炮姜、附子以温中祛寒；痰多清稀者，加干姜、细辛以温肺化饮。

3. 使用注意：本方较温燥，真阴亏损者忌用。

4. 现代应用：本方现代常用于治疗胃及十二指肠球部溃疡，以及慢性肠胃炎、顽固性咳嗽、妊娠呕吐等辨证属脾胃气虚夹痰湿证者。

止嗽散

【来源】《医学心悟》

【组成】桔梗4.5克，甘草（炙）1.5克，白前4.5克，橘红3克，百部4.5克，紫菀4.5克，荆芥、陈皮各6克。

【用法】共研细末，每服9克，临卧时开水调服，初感风寒者，用生姜汤调下。

【功用】宣肺疏风，止咳化痰。

【主治】外感咳嗽，症见咳而咽痒，咯痰不爽，或微有恶风发热，舌苔薄白，脉浮缓。

【方解】方中桔梗苦辛微温，能宣通肺气，泻火散寒，治痰壅喘促，鼻塞咽痛。荆芥辛苦而温，芳香而散，散风湿，清头目，利咽喉，善治伤风头痛咳嗽。紫菀辛温润肺，苦温下气，补虚调中，消痰止渴，治寒热结气，咳逆上气。百部甘苦微温，能润肺，治肺热咳呛。白前辛甘微寒，长于下痰止嗽，治肺气盛实之咳嗽。陈皮调中快膈，导滞消痰。甘草炒用气温，补三焦元气而散表寒。

【临床运用】

1. 用方要点：症见咳而咽痒，咯痰不爽，或微有恶风发热，舌苔薄白，脉浮缓。

2. 现代应用：本方常用于顽固性咳嗽、慢性支气管炎、支气管哮喘、肺心病等属外感者。

丹青饮

【来源】《医醇賸义》

【组成】赭石9克，麦冬4.5克（青黛拌），杭菊6克，石斛9克，沙苑蒺藜9克，白蒺藜9克，沙参12克，桑叶3克，橘红3克，贝母6克，杏仁9克，旋覆花3克（绢包扎好）。

【用法】水煎服。

【功用】平肝降逆，化痰止咳。

【主治】肝气上逆之喘咳，干咳，痰少，胁痛，易怒头眩，苔白，脉弦滑。

【临床运用】

1. 用方要点：干咳，痰少，胁痛，易怒头眩，苔白，脉弦滑。

2. 随症加减：便秘加大黄 10 克，食欲不振加地三仙各 10 克，尿少加海金沙 10 克，腹胀加槟榔 10 克，口苦加龙胆草 15 克，肝脾肿大加鳖甲粉 5 克冲服，胁痛加青皮 10 克，呕吐加竹茹 5 克，黄疸加茵陈 10 克。

3. 现代应用：本方常用于慢性咳嗽、慢性支气管炎、支气管哮喘等属肝气上逆者。

消风宁嗽散

【来源】《嵩崖尊生》

【组成】桔梗、枳壳、半夏、陈皮、前胡、干葛、茯苓各 3 克，苏叶 3.6 克，杏仁、桑白皮各 3 克，甘草 1.2 克。

【用法】加生姜、葱白，水煎服。

【功用】疏风宣肺，化痰止咳。

【主治】感冒风邪之咳嗽，鼻塞咳嗽，或微有恶风发热，舌苔薄白，脉浮缓。

【临床运用】

1. 用方要点：鼻塞咳嗽，舌淡苔白，脉浮缓。

2. 随症加减：冬月加麻黄 3 克，取汗后，用加味二陈汤 1 剂。

3. 现代应用：本方常用于慢性咳嗽、慢性支气管炎、支气管哮喘等属风邪犯肺者。

百合固金汤

【来源】《慎斋遗书》

【组成】熟地、生地、归身各9克，白芍6克，甘草3克，桔梗6克，玄参3克，贝母6克，麦冬9克，百合12克。

【用法】水煎服。

【功用】滋养肺肾，止咳化痰。

【主治】肺肾阴亏，虚火上炎证。咳痰带血，咽喉燥痛，手足心热，骨蒸盗汗，舌红少苔，脉细数。

【方解】本方证由肺肾阴亏所致，治宜滋养肺肾之阴血，兼以清热化痰止咳，以图标本兼顾。方中百合甘苦微寒，滋阴清热，润肺止咳；生地、熟地并用，滋肾壮水，其中生地兼能凉血止血。三药相伍，为润肺滋肾、金水并补的常用组合，共为君药。麦冬甘寒，协百合以滋阴清热，润肺止咳；玄参咸寒，助二地滋阴壮水，以清虚火，兼利咽喉，共为臣药。当归治咳逆上气，伍白芍以养血和血；贝母清热润肺，化痰止咳，俱为佐药；桔梗宣肺利咽，化痰散结，并载药上行；生甘草清热泻火，调和诸药，共为佐使药。

本方配伍特点：一为滋肾保肺，金水并调，尤以润肺止咳为主；二为滋养之中兼以凉血止血，宣肺化痰，标本兼顾但以治本为主。本方以百合润肺为主，服后使阴血渐复、虚火自清、痰化咳止，以达固护肺阴之目的。

【临床运用】

1. 用方要点：咳嗽气喘，咽喉燥痛，舌红少苔，脉细数。

2. 随症加减：若痰多而色黄者，加胆南星、黄芩、瓜蒌皮以清肺化痰；若咳喘甚者，可加杏仁、五味子、款冬花以止咳平喘；若咳血重者，可去桔梗之升提，加白及、白茅根、仙鹤草以止血。

3. 现代应用：本方常用于肺结核、慢性支气管炎、支气管扩张咯血、慢性咽喉炎、自发性气胸等属肺肾阴虚，虚火上炎者。

百部煎

【来源】《医学正传》

【组成】生百部汁 10 克，生地黄汁 10 克，生姜汁 10 克，生百合汁（如无，以藕汁代）10 克，蜜 10 克，枣 30 克。

【用法】每服 1 匙，温麦门冬熟水半盏化下，空心，日午、临卧各 1 次。

【功用】滋阴润肺止咳。

【主治】咳嗽久不已，口干咽燥，舌红少苔，脉细数。

【临床运用】

1. 用方要点：咳嗽久不已，舌红少苔，脉细数。

2. 现代应用：本方常用于肺结核、慢性支气管炎、支气管扩张咯血、慢性咽喉炎等属肺肾阴虚，虚火上炎者。

沙参麦冬汤

【来源】《杂病广要》

【组成】北沙参 10 克，玉竹 10 克，麦冬 10 克，天花粉 15 克，扁豆 10 克，桑叶 6 克，生甘草 3 克。

【用法】用水 1 升煮取 400 毫升，日服 2 次。

【功用】清养肺胃，生津润燥。

【主治】燥伤肺胃阴分，津液亏损，咽干口渴，干咳痰少而黏，或发热，脉细数，舌红少苔者。

【临床运用】

1. 用方要点：用于燥伤肺胃，津液亏损而见口渴咽干或干咳少痰，舌红少苔，脉细数者。

2. 随症加减：久热久咳者，加地骨皮9克。

3. 现代应用：本方常用于慢性咳嗽、慢性支气管炎、支气管哮喘等属于燥伤肺胃，津液亏损者。

杏苏散

【来源】《温病条辨》

【组成】苏叶、橘皮、苦桔梗各6克，杏仁、半夏、茯苓、前胡各9克，甘草3克，生姜3片，大枣3枚。

【用法】水煎服。

【功用】轻宣凉燥，化痰止咳。

【主治】外感凉燥，头微痛，恶寒无汗，咳嗽痰稀，鼻塞，苔白脉弦。

【临床运用】

1. 用方要点：恶寒无汗，咳嗽痰稀，鼻塞，苔白脉弦。

2. 随症加减：①无汗，脉弦甚或紧，加羌活，微透汗。②汗后咳不止，去苏叶、羌活，加苏梗。③兼泄泻腹满者，加苍术、厚朴。④头痛兼眉棱骨痛者，加白芷。⑤热甚，加黄芩，泄泻腹满者不用。

3. 现代应用：适用于感冒、流行性感冒引起之咳嗽、鼻塞，急慢性支气管炎、支气管扩张、肺气肿之咳嗽，属凉燥痰湿者，对秋燥伤风咳嗽有效。

泻白散

【来源】《小儿药证直诀》

【组成】地骨皮、桑白皮（炒）各30克，炙甘草3克。

【用法】上药剉散，入粳米1撮，水2小盏，煎7分，食前服（现代用法：水煎服）。

【功用】清泻肺热，止咳平喘。

【主治】肺热咳喘证，气喘咳嗽，皮肤蒸热，日晡尤甚，舌红苔黄，脉细数。

【方解】本方治肺有伏火郁热之证。肺主气，宜清肃下降，肺有郁热，则气逆不降而为咳喘；肺合皮毛，外生肌表，肺热则皮肤蒸热，此热不属外感，乃伏热渐伤阴分所致，故热以午后为甚。方用桑白皮泻肺以清郁热为主，辅以地骨皮泻肺中伏火，兼退虚热。炙甘草、粳米养胃和中以扶肺气，共为佐使药。四药合用，共奏泻肺清热、止咳平喘之功。本方之特点，既不是清透肺中实热以治其标，也不是滋阴润肺以治其本，而是清泻肺中伏火以消郁热，对小儿"稚阴"体质具有标本兼顾之功。

【临床运用】

1. 用方要点：咳喘气急，皮肤蒸热，舌红苔黄，脉细数。

2. 随症加减：肺经热重者，加黄芩、知母等以增强清泄肺热之效；燥热咳嗽者，可加瓜蒌皮、川贝母等润肺止咳；阴虚潮热者，加银柴胡、鳖甲滋阴退热；热伤阴津，烦热口渴者，加花粉、芦根清热生津。

3. 使用注意：本方药性平和，尤宜于正气未伤，伏火不甚者，风寒咳嗽或肺虚喘咳者不宜使用。

4. 现代应用：可用于小儿麻疹初期，肺炎或支气管炎等属于肺中伏火郁热者。

苓桂术甘汤

【来源】《金匮要略》

【组成】茯苓12克，桂枝（去皮）9克，白术6克，甘草（炙）6克。

【用法】上4味，以水1200毫升，煮取600毫升，去滓，分温三服（现代用法：水煎服）。

【功用】温阳化饮，健脾利湿。

【主治】中阳不足之痰饮。胸胁支满，目眩心悸，短气而咳，舌苔白滑，脉弦滑或沉紧。

【方解】茯苓，淡渗利水除湿。桂枝，通阳输水走皮毛，从汗而解，平冲逆。白术，健脾土以制痰湿。甘草，甘能补中，调和诸药，用生不用炙，含护津液之义。

【临床运用】

1. 用方要点：胸胁支满，喘咳，目眩心悸，舌苔白滑。

2. 随症加减：咳嗽痰多者，加半夏、陈皮以燥湿化痰；心下痞或腹中有水声者，可加枳实、生姜消痰散水。

3. 使用注意：若饮邪化热，咳痰黏稠者，非本方所宜。

4. 现代应用：本方适用于慢性支气管炎、支气管哮喘、心源性水肿、慢性肾小球肾炎水肿、梅尼埃病、神经官能症等属水饮停于中焦者。

真武汤

【来源】《伤寒论》

【组成】茯苓 9 克，芍药 9 克，白术 6 克，生姜 9 克，附子（炮，去皮，1 枚，破 8 片）9 克。

【用法】以水 1600 毫升，煮取 600 毫升，去滓，温服，每日三次。

【功用】温阳利水。

【主治】主治脾肾阳虚，水气内停证。小便不利，咳喘，四肢沉重疼痛，腹痛下利，或肢体浮肿，苔白不渴，脉沉；太阳病发汗过多，阳虚水泛。汗出不解，其人仍发热，心下悸，头眩，身瞤动，振振欲擗地。

【方解】本方为治疗脾肾阳虚、水湿泛滥的基础方。本方以附子温肾壮阳，化气利水，为君药；臣以白术燥湿行水，茯苓淡渗利水，白术、茯苓尚有健脾之效；芍药作用有四：一为利小便以行水气，二为柔肝急而止腹痛，三为敛阴舒筋解筋肉动，四可防止附子燥热伤阴；佐以生姜之行水气。诸药合用，共奏温肾健脾、化气利水之效。

【临床运用】

1. 用方要点：小便不利，咳喘，肢体沉重或浮肿，舌质淡胖，苔白脉沉。

2. 随症加减：若水寒射肺而咳，加干姜、细辛温肺化饮，五味子敛肺止咳；阴盛阳衰而下利甚者，去芍药加干姜以温里散寒；水寒犯胃而呕者，重用生姜以和胃降逆。

3. 现代应用：本方常用于慢性肾小球肾炎、心源性水肿、甲状腺功能低下、慢性支气管炎、慢性肠炎、肠结核等属于脾肾阳虚，水湿内停者。

桑菊饮

【来源】《温病条辨》

【组成】桑叶7.5克，菊花3克，杏仁6克，连翘5克，薄荷2.5克，桔梗6克，甘草2.5克，芦根6克。

【用法】水2杯，煮取1杯，日2服（现代用法：水煎温服）。

【功用】疏风清热，宣肺止咳。

【主治】风温初起，表热轻证。咳嗽，身热不甚，口微渴，脉浮数。

【方解】风温袭肺，肺失清肃，所以气逆而咳。受邪轻浅，所以身热不甚，口微渴。因此，治当辛以散风，凉以清肺为法。本方用桑叶清透肺络之热，菊花清散上焦风热，并作君药。臣以辛凉之薄荷，助桑、菊散上焦风热，桔梗、杏仁，一升一降，宣发肃降以止咳。连翘清透膈上之热，芦根清热生津止渴，用作佐药。甘草调和诸药，是做使药之用。诸药配合，共奏疏风清热，宣肺止咳之功。

本方配伍特点：一以轻清宣散之品，疏散风热以清头目；一以苦辛宣降之品，理气肃肺以止咳嗽。

【临床运用】

1. 用方要点：咳嗽，发热不甚，微渴，脉浮数。

2. 随症加减：二三日不解，气粗似喘，燥在气分者，加石膏、知母；舌绛，暮热甚燥，邪初入营，加元参6克，犀角3克；在血分者，去薄荷、苇根，加麦冬、细生地、玉竹、丹皮各6克；肺热甚，加黄芩；渴者，加花粉。

3. 使用注意：①本方为"辛凉轻剂"，故肺热甚者，当予加味后运用，否则病重药轻，药不胜病。②风寒咳嗽不宜使用。③由于方中药物均系轻清之品，故不宜久煎。

4. 现代应用：本方常用于感冒、急性支气管炎、上呼吸道感染、肺炎、急性结膜炎、角膜炎等属于风热犯肺或肝经风热者。

桑杏汤

【来源】《温病条辨》

【组成】桑叶3克，杏仁4.5克，沙参6克，象贝3克，香豉3克，栀皮3克，梨皮3克。

【用法】水400毫升，煮取200毫升，顿服之，重者再作服。

【功用】清宣燥热，润肺止咳。

【主治】外感温燥证，症见身不甚热，干咳无痰，咽干口渴，舌红，苔薄白而燥，右脉数大者。

【方解】本方证系温燥外袭，肺津受灼之轻证。方中桑叶轻宣燥热，杏仁宣降肺气，共为君药；豆豉宣透胸中郁热，栀子皮轻，清上焦肺热，同为臣药；沙参、梨皮、象贝生津润肺，止咳化痰，均为佐使药。本方乃辛凉甘润之法，轻宣凉润之方，使燥热除而肺津复，则诸症自愈。

【临床运用】

1. 用方要点：身热不甚，干咳无痰或痰少而黏，右脉数大。

2. 现代应用：本方可用于治疗上呼吸道感染、急性支气管炎、支气管扩张咯血、百日咳等，属外感温燥，灼伤肺

津的患者。

小青龙汤

【来源】《伤寒论》

【组成】麻黄9克，芍药9克，细辛6克，干姜6克，桂枝9克，五味子6克，半夏9克，炙甘草6克。

【用法】上8味，以水1斗，先煮麻黄，减2升，去上沫，内诸药，煮取3升，去滓，温服1升（现代用法：水煎温服）。

【功用】解表散寒，温肺化饮。

【主治】外寒里饮证。恶寒发热，头身疼痛，无汗喘咳，痰涎清稀而量多，胸痞，或干呕，或痰饮喘咳，不得平卧，或身体疼重，头面四肢浮肿，舌苔白滑，脉浮。

【方解】本方主治外感风寒，寒饮内停之证。方中麻黄、桂枝相须为君药，发汗散寒以解表邪，且麻黄又能宣发肺气而平喘咳，桂枝化气行水以利里饮之化。干姜、细辛为臣药，温肺化饮，兼助麻、桂解表祛邪。然而素有痰饮，脾肺本虚，若纯用辛温发散，恐耗伤肺气，故佐以五味子敛肺止咳、芍药和营养血，二药与辛散之品相配，一散一收，既可增强止咳平喘之功，又可制约诸药辛散温燥太过之弊。半夏燥湿化痰，和胃降逆，亦为佐药。炙甘草兼为佐使之药，既可益气和中，又能调和辛散酸收之品。药虽八味，配伍严谨，散中有收，开中有合，使风寒解，水饮去，宣降复，则诸症自平。

【临床应用】

1. 用方要点：恶寒发热，无汗，喘咳，痰多而稀，苔白滑，脉浮。

2. 随症加减：若外寒证轻者，可去桂枝、麻黄改为炙麻黄；兼有喉中痰鸣，加杏仁、射干、款冬花以化痰降气平喘；若鼻塞，清涕多者，加辛夷、苍耳子以宣通鼻窍。

3. 使用注意：本方多温燥之品，故阴虚干咳无痰或痰热证者，不宜使用。

4. 现代应用：本方常用于支气管炎、支气管哮喘、肺炎、百日咳、肺心病、过敏性鼻炎等属于外寒里饮证者。

清金化痰汤

【来源】《医学统旨》

【组成】黄芩、山栀子各12克，知母、桑白皮、瓜蒌仁各15克，贝母、麦门冬、橘红、茯苓、桔梗各9克，甘草3克。

【用法】水煎服。

【功用】清肺化痰。

【主治】热痰壅肺，咳嗽，咯痰黄稠，舌质红，苔黄腻，脉濡数。

【方解】方中橘红理气化痰，使气顺则痰降；茯苓健脾利湿，湿去则痰自消；更以瓜蒌仁、贝母、桔梗清热涤痰，宽胸开结；麦冬、知母养阴清热，润肺止咳；黄芩、栀子、桑白皮清肺泻火，甘草补土而和中。故全方有化痰止咳、清热润肺之功，适用于痰浊不化、蕴而化热之证。

【临床运用】

1. 用方要点：咯痰黄稠，舌质红，苔黄腻，脉濡数。

2. 随症加减：治湿痰，可加苍术、厚朴以增强燥湿化痰之力。

3. 现代应用：现多用于上呼吸道感染、急慢性支气管炎属痰热证者。

黛蛤散

【来源】《丸散膏丹集成》

【组成】青黛、蚌粉用新瓦将蚌粉炒令通红，拌青黛少许。

【用法】每服 15 克，米汤饮下。

【功用】清肝泻火，化痰止咳。

【主治】肝肺火热之痰嗽，眩晕耳鸣，咯痰带血。

【方解】本方主治肝经火盛，木火刑金之咳痰带血证。方中青黛咸寒，功能清肝火，泻肺热，伍以善入肺经之蛤粉，清肺化痰。二者相合，使肝火得降，肺热得清，痰热得化，则妄行之血归经。

【临床应用】

1. 用方要点：肝经火盛之眩晕耳鸣，咯痰带血。

2. 现代应用：本方可用于慢性气管炎、支气管哮喘、肺气肿等属肝肺火盛者。

第二节　哮证方剂

小青龙汤

【来源】《伤寒论》

【组成】麻黄 9 克，芍药 9 克，细辛 6 克，干姜 6 克，桂枝 9 克，五味子 6 克，半夏 9 克，炙甘草 6 克。

【用法】上 8 味，以水 1 斗，先煮麻黄，减 2 升，去上沫，内诸药，煮取 3 升，去滓，温服 1 升（现代用法：水煎温服）。

【功用】解表散寒，温肺化饮。

【主治】外寒里饮证，症见恶寒发热，头身疼痛，无汗，喘咳，痰涎清稀而量多，胸痞，或干呕，或喘咳，不得平卧，或身体疼重，头面四肢浮肿，舌苔白滑，脉浮。

【方解】本方主治外感风寒，寒饮内停之证。风寒束表，皮毛闭塞，卫阳被遏，营阴郁滞，故见恶寒发热、无汗、身体疼痛。素有水饮之人，一旦感受外邪，每致表寒引动内饮，水寒相抟，内外相引，饮动不居，水寒射肺，肺失宣降，故咳喘痰多而稀；水停心下，阻滞气机，故胸痞；饮动则胃气上逆，故干呕；水饮溢于肌肤，故浮肿身重；舌苔白滑，脉浮为外寒里饮之佐证。治宜解表与化饮配合，一举而表里双解。方中麻黄、桂枝相须为君药，发汗散寒以解表邪，且麻黄又能宣发肺气而平喘咳，桂枝化气行水以利里饮之化。干姜、细辛为臣药，温肺化饮，兼助麻、桂解表祛邪。然而素有痰饮，脾肺本虚，若纯用辛温发散，恐耗伤肺气，故佐以五味子敛肺止咳、芍药和营养血，二药与辛散之品相配，一散一收，既可增强止咳平喘之功，又可制约诸药辛散温燥太过之弊；半夏燥湿化痰，和胃降逆，亦为佐药。炙甘草兼为佐使之药，既可益气和中，又能调和辛散酸收之品。药虽八味，配伍严谨，散中有收，开中有合，使风寒解，水饮去，宣降复，则诸症自平。

【临床运用】

1. 用方要点：恶寒发热、无汗，喘咳，痰多而稀，舌苔白滑，脉浮。

2. 随症加减：若外寒证轻者，可去桂枝、麻黄改用炙麻黄；兼有热象而出现烦躁者，加生石膏、黄芩以清郁热；兼喉中痰鸣，加杏仁、射干、款冬花以化痰降气平喘；若鼻塞，清涕多者，加辛夷、苍耳子以宣通鼻窍；兼水肿者，加茯苓、猪苓以利水消肿。

3. 使用注意：因本方多温燥之品，故阴虚干咳无痰或痰热证者，不宜使用。

4. 现代应用：本方常用于支气管炎、支气管哮喘、肺炎、百日咳、肺心病、过敏性鼻炎、卡他性眼炎、卡他性中耳炎等属于外寒里饮证者。

冷哮丸

【来源】《证治宝鉴》

【组成】麻黄、川乌、细辛、蜀椒、白矾、牙皂、半夏、曲陈、胆星、杏仁、甘草各30克，紫菀茸、款冬花各60克。

【用法】发时、临卧以生姜汤送服，发止住服，进补药。

【功用】散寒化痰，平喘止哮。

【主治】哮喘痰饮，遇冷即发，顽痰结聚，胸膈痞满，气逆不得卧。

【临床运用】

1. 用方要点：喘咳，痰多有哮鸣音，舌苔薄白，脉滑。

2. 使用注意：气虚少食，及痰中见血、营气受伤者禁用，忌食五辛发物。

3. 现代应用：本方常用于支气管炎、支气管哮喘、肺炎、百日咳等属于内外皆寒者。

河车固本丸

【来源】《古今名方》

【组成】紫河车 3 个，冬虫夏草 100 克，蛤蚧 3 对，胡桃仁 150 克，人参 50 克。

【用法】依法炮制加工成蜜丸，每日早晚各服 10 克，服完为一个疗程。

【功用】补肺益肾，纳气平喘。

【主治】肺肾不足之喘哮，症见咳喘乏力，或畏寒肢冷，舌淡，脉虚弱。

【方解】紫河车、冬虫夏草味甘性温，共补肺肾之阳；蛤蚧味咸性平，补肺肾之阴，能填精益气。胡桃仁味甘性温，补肺肾以定喘哮，用人参大补肺脾之气，以全肺脾肾诸虚之需要。

【临床运用】

1. 用方要点：咳喘乏力，或畏寒肢冷，舌淡，脉虚弱。

2. 随症加减：若属脾气虚，兼见咳痰稀白，动则短气，倦怠肢冷，食少便溏，舌淡苔白或白腻，脉细弱者，加白术以健脾补肺；咳或痰黏不易咯出，潮热盗汗，咽干，舌红苔少，脉细数者，加龟胶以滋肾益肺；若属脾肾阳虚，兼见咳喘不能平卧，呼多吸少，形寒肢冷，尿频，脉沉迟或皮浮者，加附子、白术。

参苏温肺汤

【来源】《医学发明》

【组成】人参 15 克，紫苏叶 15 克，甘草 15 克，肉桂 12 克，五味子 12 克，木香 12 克，陈皮 18 克，白术 18 克，半夏（姜制）15 克，白茯苓（去皮）15 克，桑白皮 30 克。

【用法】每服 15 克，水 1 盏半，加生姜 3 片，同煎至 8 分，去滓，食后温服。

【功用】补肺散寒。

【主治】形寒饮冷，伤肺喘嗽，烦心胸满，气不得通畅，舌淡，脉弱。

【临床运用】

1. 用方要点：喘嗽，烦心胸满，舌淡，脉弱。

2. 现代应用：本方常用于支气管炎、支气管哮喘、肺炎等属于肺中伏寒者。

葶苈大枣泻肺汤

【来源】《金匮要略》

【组成】葶苈子 9 克，大枣 4 枚。

【用法】上药先以水 3 升煮枣，取 2 升，去枣，纳葶苈，煮取 1 升，顿服。

【功用】泻肺行水，下气平喘。

【主治】痰水壅实之咳喘胸满，咳嗽痰喘。

【方解】方中葶苈子苦寒沉降，泻肺气而利水，祛痰定喘；大枣甘缓补中，补脾养心，缓和药性；二药合用，以大枣之甘缓，挽葶苈子性急泻肺下降之势，防其泻力太过，共奏泻痰行水、下气平喘之功。主治痰涎壅滞，肺气闭阻，咳嗽痰喘，喉中有痰声如曳锯状，甚则咳逆上气不得卧，面目浮肿，小便不利等病症。

【临床应用】

1. 用方要点：喉中有痰声如曳锯状，甚则咳逆上气不得卧，面目浮肿，小便不利，舌胖，苔滑。

2. 现代应用：本方可用于慢性气管炎、支气管哮喘、肺气肿、肺心病等属痰水壅实者。

定喘汤

【来源】《摄生众妙方》

【组成】白果9克，麻黄9克，款冬花9克，桑白皮9克，苏子6克，甘草3克，杏仁4.5克，黄芩6克，法制半夏9克。

【用法】上药用水3盅，煎2盅，作2服。每服1盅，不用姜，不拘时候徐徐服。

【功用】宣肺降气，清热化痰。

【主治】风寒外束，痰热内蕴证，症见哮喘咳嗽，痰多气急，痰稠色黄，微恶风寒，舌苔黄腻，脉滑数。

【方解】本方证因素体多痰，又感风寒，肺气壅闭，不得宣降，郁而化热所致，症见哮喘咳嗽，痰多色黄，质稠不易咯出等。治宜宣降肺气，止咳平喘，清热化痰。方用麻黄宣肺散邪以平喘，白果敛肺定喘而祛痰，共为君药，一散一收，既可加强平喘之功，又可防麻黄耗散肺气。苏子、杏仁、半夏、款冬花降气平喘，止咳祛痰，共为臣药。桑白皮、黄芩清泄肺热，止咳平喘，共为佐药，甘草调和诸药为使药。诸药合用，使肺气宣降，痰热得清，风寒得解，则喘咳痰多诸症自除。

【临床运用】

1. 用方要点：哮喘咳嗽，痰多色黄，微恶风寒，苔黄腻，脉滑数。

2. 随症加减：若无表证者，以宣肺定喘为主，故麻黄可减量应用；痰多难咯者，可酌加瓜蒌、胆南星等以助清热化痰之功；肺热偏重，酌加石膏、鱼腥草以清泄肺热。

3. 使用注意：若新感风寒，虽恶寒发热、无汗而喘，但内无痰热者，或哮喘日久，肺肾阴虚者，皆不宜使用。

4. 现代应用：本方常用于支气管哮喘、慢性支气管炎等属于痰热壅肺者。

半夏厚朴汤

【来源】《金匮要略》

【组成】半夏 12 克，厚朴 9 克，茯苓 12 克，生姜 15 克，苏叶 6 克。

【用法】以水 7 升，煮取 4 升，分温 4 服，日 3 服夜 1 服。

【功用】行气散结，降逆化痰。

【主治】喜、怒、悲、思、忧、恐、惊之气结成痰涎，状如破絮，或如梅核，在咽喉之间，咯不出，咽不下；或中脘痞满，气不舒快，或痰涎壅盛，上气喘急，或因痰饮中结，呕逆恶心。舌苔白润或白腻，脉弦缓或弦滑。

【方解】方中半夏辛温入肺胃，化痰散结，降逆和胃，为君药。厚朴苦辛性温，下气除满，助半夏散结降逆，为臣药。茯苓甘淡渗湿健脾，以助半夏化痰。生姜辛温散结，和胃止呕，且制半夏之毒。苏叶芳香行气，理肺舒肝，助厚朴行气宽胸、宣通郁结之气，共为佐药。全方辛苦合用，辛以行气散结，苦以燥湿降逆，使郁气得疏，痰涎得化，则痰气郁结之梅核气自除。

【临床运用】

1. 用方要点：咽中如有物阻，吞吐不得，喘咳，胸膈满闷，苔白腻，脉弦滑为辨证要点。

2. 随症加减：若气郁较甚者，可酌加香附、郁金助行气解郁之功；胁肋疼痛者，酌加川楝子、玄胡索以疏肝理气止痛；咽痛者，酌加玄参、桔梗以解毒散结，宣肺利咽。

3. 使用注意：方中多辛温苦燥之品，仅适宜于痰气互结而无热者。若见颧红口苦、舌红少苔属于气郁化火，阴伤津少者，虽具梅核气之特征，亦不宜使用该方。

4. 现代应用：该方常用于瘿病、胃神经官能症、慢性咽炎、慢性支气管炎、食道痉挛等属气滞痰阻者。

射干麻黄汤

【来源】《金匮要略》

【组成】射干 9 克，麻黄 9 克，生姜 6 克，细辛 6 克，紫菀 6 克，款冬花 6 克，大枣 3 枚，半夏 9 克，五味子 3 克。

【用法】上 9 味，以水 1 斗 2 升，先煮麻黄两沸，去上沫，内诸药，煮取 3 升，分温 3 服。

【功用】宣肺祛痰，下气止咳。

【主治】痰饮郁结，气逆喘咳证，症见咳而上气，喉中痰鸣，痰多清稀，胸膈满闷，面色晦滞，微有恶寒发热，舌质淡暗，苔白滑，脉浮紧。

【方解】　方中麻黄辛温，轻扬上达，善开宣肺郁，散风寒，疏腠理，透毛窍，为宣肺平喘之要药。细辛辛香走窜，有升浮之性，外可温散风寒，有解热镇痛之功，助麻黄发汗解表，配温经通脉之生姜，促汗而解风寒之邪。射干苦寒泄降，能清肺泄热，降痰平喘，解毒利咽，为咽喉肿痛要药。紫菀苦温润肺益金，专能开泄肺郁，止咳降逆，宣通郁滞，兼疏肺家气血。款冬花味苦主降，顺肺中之气，又清肺中之血，能开郁润肺，化痰止咳，有邪可散，散而不泄，无邪可润，润而不寒。麻黄、细辛、半夏，降逆消痰，温肺化饮于内。五味子之酸，以补不足，令正气自敛。生姜和胃降逆，虚则补其母，大枣之甘，健脾安中，扶助正气，以补后天。全方共奏散寒解表、豁痰平喘、温肺化饮、安中扶正之功。

【临床应用】

1. 用方要点：咳而上气，喉中痰鸣，痰多清稀，苔白滑，脉浮。

2. 现代应用：本方可用于慢性气管炎、支气管哮喘、肺气肿、肺心病等属痰饮郁结，气逆而喘咳者。

清金丹

【来源】《医学纲目》

【组成】　萝蔔子（淘净，蒸令熟，晒干，为末）15 克，猪牙皂角（火烧过，以碗覆地上，作灰末）9 克。

【用法】　每服 30 粒，慢咽下。一方劫喘，用姜汁炼蜜为丸，如梧桐子大，每服 70～80 丸，嚼化咽下。

【功用】　降气化痰定喘。

【主治】哮嗽，遇厚味即发者，咳而上气，喉中痰鸣，苔白滑，脉弦滑。

【方解】方中萝菔子降气化痰，止咳定喘，尤适用于遇厚味加重之哮喘；猪牙皂角涤痰开窍，散结消肿，治疗顽痰喘咳，咯痰不爽。

【临床运用】

1. 用方要点：咳而上气，喉中痰鸣，苔白滑，脉弦滑。

2. 现代应用：本方可用于慢性气管炎、支气管哮喘、肺心病等属痰凝气逆而喘咳者。

清金化痰汤

【来源】《医学统旨》

【组成】黄芩、山栀子各 12 克，知母、桑白皮、瓜蒌仁各 15 克，贝母、麦门冬、橘红、茯苓、桔梗各 9 克，甘草 3 克。

【用法】水煎服。

【功用】清肺化痰。

【主治】热痰壅肺，咳喘，咯痰黄稠，舌质红，苔黄腻，脉濡数。

【方解】方中橘红理气化痰，使气顺则痰降；茯苓健脾利湿，湿去则痰自消；更以瓜蒌仁、贝母、桔梗清热涤痰，宽胸开结；麦冬、知母养阴清热，润肺止咳；黄芩、栀子、桑白皮清肺泻火，甘草补土而和中。故全方有化痰止咳、清热润肺之功，适用于痰浊不化、蕴而化热之证。

【临床运用】

1. 用方要点：咳喘，咯痰黄稠，舌质红，苔黄腻，脉濡数。

2. 现代应用：现多用于上呼吸道感染、急慢性支气管哮喘属痰热证者。

控涎丹

【来源】《证治汇补》

【组成】甘遂去心，大戟去皮，白芥子等分。

【用法】为末糊丸，临卧姜汤服5～7丸至10丸。

【功用】攻逐痰饮。

【主治】治人忽患胸背手足腰项筋骨牵引灼痛，走易不定；或漉漉有声，或手足冷痹，气脉不通，此乃痰涎在胸膈上下，舌淡，脉弦滑。

【方解】痰之本，水也湿也，得气与火，则结为痰。大戟能泄脏腑水湿；甘遂能行经隧水湿，直达水气所结之处，以攻决为用；白芥子能散皮里膜外痰气，唯善用者能收奇功也。

【临床运用】

1. 用方要点：一身及两胁走痛或漉漉有声，或手足冷痹，舌淡，脉弦滑。

2. 随症加减：脚气加槟榔、木瓜、松脂、卷柏，惊痰加朱砂、全蝎，惊气成块加穿山甲、鳖甲、延胡索、莪术，热痰加盆硝，寒痰加胡椒、丁香、姜、桂枝。

3. 现代应用：本方常用于慢性支气管炎、支气管哮喘等属痰涎壅盛者。

紫金丹

【来源】《普济本事方》

【组成】信砒4.5克（研飞如粉），豆豉（好者）45克（用水略润，少时，以纸浥干，研成膏）。

【用法】上药用豆豉膏子和信砒同杵极匀，丸如麻子大。每服15丸或10丸，小儿量大小与之，并用蜡茶，澄清极冷吞下，临卧时服，以知为度。

【功用】逐寒劫痰，止咳定喘。

【主治】多年肺病，喘急咳嗽，晨夕不得眠者。

【方解】方中信砒辛酸大热，逐寒劫痰；豆豉善能宣通胸中郁气，兼能解信砒之毒。二药合力，劫寒痰，平喘急。但信砒为大毒之品，不宜多服、久服。

【临床运用】

1. 用方要点：咳嗽痰喘，痰鸣气促，晨夕不得眠。

2. 使用注意：信砒，有大毒，须炼得法，庶不伤人。

3. 现代应用：本方常用于慢性支气管炎、支气管哮喘等属于慢性迁移期。

第三节　喘证方剂

二陈汤

【来源】《太平惠民和剂局方》

【组成】半夏15克，橘红15克，白茯苓9克，炙甘草4.5克。

【用法】上药㕮咀，每服 4 钱，用水 1 盏，生姜 7 片，乌梅 1 个，同煎 6 分，去滓，热服，不拘时候（现代用法：加生姜 7 片，乌梅 1 个，水煎温服）。

【功用】燥湿化痰，理气和中。

【主治】湿痰证，症见咳嗽痰多，色白易咯，恶心呕吐，胸膈痞闷，肢体困重，或头眩心悸，舌苔白滑或腻，脉滑。

【方解】方中半夏辛温性燥，善能燥湿化痰，且又和胃降逆，为君药。橘红为臣药，既理气行滞，又燥湿化痰。佐以茯苓健脾渗湿，渗湿以助化痰之力，健脾以杜生痰之源。煎加生姜，既能制半夏之毒，又能协助半夏化痰降逆，和胃止呕，复用少量乌梅，收敛肺气，与半夏、橘红相配伍，散中有收，防其燥散伤正，均为佐药。以甘草为佐使药，健脾和中，调和诸药。本方结构严谨，散收相合，标本兼顾，燥湿理气祛已生之痰，健脾渗湿杜生痰之源，共奏燥湿化痰、理气和中之功。

【临床运用】

1. 用方要点：咳嗽，呕恶，痰多色白易咯，舌苔白腻，脉滑。

2. 随症加减：治湿痰，可加苍术、厚朴以增强燥湿化痰之力；治热痰，加胆星、瓜蒌以清热化痰；治寒痰，可加干姜、细辛温化寒痰；治风痰眩晕，加天麻、僵蚕以化痰熄风；治食痰，加莱菔子、麦芽以消食化痰。

3. 使用注意：因本方性燥，故燥痰者慎用，吐血、消渴、阴虚、血虚者忌用本方。

4. 现代应用：本方常用于慢性支气管炎、慢性胃炎、梅尼埃病、神经性呕吐等属湿痰者。

七味都气丸

【来源】《张氏医通》

【组成】 五味子（制）150 克，山茱萸（制）200 克，茯苓 150 克，牡丹皮 150 克，熟地黄 400 克，山药 200 克，泽泻 150 克。

【用法】 以上 7 味，粉碎成细粉，过筛，混匀。每 100 克粉末加炼蜜 30 克与适量的水，泛丸，干燥，即得。口服，一次 9 克，一日 2 次。

【功用】 补肾纳气，涩精止遗。

【主治】 肾不纳气之虚喘证，症见呼多吸少，喘促胸闷，久咳咽干气短，遗精盗汗，小便频数。

【方解】 本方为六味地黄丸加五味子。方中重用熟地黄滋阴补肾，填精益髓，为君药。山茱萸补养肝肾，并能涩精，取"肝肾同源"之意；山药补益脾阴，亦能固肾，共为臣药。三药配合，肾肝脾三阴并补，是为"三补"。泽泻利湿而泄肾浊，并能减熟地黄之滋腻；茯苓淡渗利湿，并助山药之健运，与泽泻共泻肾浊，助真阴得复其位，丹皮清泄虚热，并制山茱萸之温涩。三药称为"三泻"，均为佐药。加用一味五味子，加强收敛纳摄之功，用于肾不纳气之虚喘。诸药合用，三补三泻，而又偏于滋肾纳气。

【临床运用】

1. 用方要点：久咳呼多吸少，喘促胸闷，遗精盗汗，小便频数。

2. 使用注意：外感咳嗽、气喘者忌服。

三子养亲汤

【来源】《皆效方》，录自《杂病广要》

【组成】紫苏子9克，白芥子9克，莱菔子9克。

【用法】上3味，各洗净，微炒，击碎，看何证（痰浊、气逆、食积）多，则以所主者为君，余次之，或等分，每剂不过9克（3钱），用生绢小袋盛之，煮作汤饮，代茶用，不宜煎熬太过。

【功用】温肺化痰，降气消食。

【主治】痰壅气逆食滞证，症见咳嗽喘逆，痰多胸痞，食少难消，舌苔白腻，脉滑。

【方解】方中选用白芥子温肺利气，快膈消痰；紫苏子降气行痰，使气降而痰不逆；莱菔子消食导滞，使气行则痰行。"三子"均系行气消痰之品，根据"以消为补"的原则，合而为用，各逞其长，可使痰消气顺，喘嗽自平。其中白芥子长于化痰，苏子长于降气，莱菔子长于消食，临证当视痰壅、气逆、食滞三者孰重孰轻而定何药为君，余为臣佐。

【临床运用】

1. 用方要点：咳嗽痰多，食少胸痞，舌苔白腻，脉滑。

2. 随症加减：大便素实者，临服加熟蜜少许；若冬寒，加生姜三片。

3. 使用注意：①本方终属治标之剂，绝非治本之图，服后一待病情缓解，即当标本兼治。②气虚者不宜单独使用。

4. 现代应用：本方常用于顽固性咳嗽、慢性支气管炎、支气管哮喘、肺心病等痰壅气逆食滞者。

小青龙汤

【来源】《伤寒论》

【组成】麻黄9克，芍药9克，细辛6克，干姜6克，桂枝9克，五味子6克，半夏9克，炙甘草6克。

【用法】上8味，以水1斗，先煮麻黄，减2升，去上沫，内诸药，煮取3升，去滓，温服1升（现代用法：水煎温服）。

【功用】解表散寒，温肺化饮。

【主治】外寒里饮证，症见恶寒发热，头身疼痛，无汗，喘咳，痰涎清稀而量多，胸痞，或干呕，或喘咳，不得平卧，或身体疼重，头面四肢浮肿，舌苔白滑，脉浮。

【方解】本方主治外感风寒，寒饮内停之证。风寒束表，皮毛闭塞，卫阳被遏，营阴郁滞，故见恶寒发热、无汗、身体疼痛。素有水饮之人，一旦感受外邪，每致表寒引动内饮，水寒相抟，内外相引，饮动不居，水寒射肺，肺失宣降，故咳喘痰多而稀；水停心下，阻滞气机，故胸痞；饮动则胃气上逆，故干呕；水饮溢于肌肤，故浮肿身重；舌苔白滑，脉浮为外寒里饮之佐证。治宜解表与化饮配合，一举而表里双解。方中麻黄、桂枝相须为君药，发汗散寒以解表邪，且麻黄又能宣发肺气而平喘咳，桂枝化气行水以利里饮之化。干姜、细辛为臣药，温肺化饮，兼助麻、桂解表祛邪。然而素有痰饮，脾肺本虚，若纯用辛温发散，恐耗伤肺气，故佐以五味子敛肺止咳、芍药和营养血，二药与辛散之品相配，一散一收，既可增强止咳平喘之功，又可制约诸药

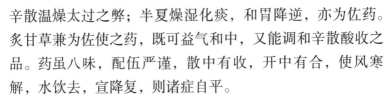

辛散温燥太过之弊；半夏燥湿化痰，和胃降逆，亦为佐药。炙甘草兼为佐使之药，既可益气和中，又能调和辛散酸收之品。药虽八味，配伍严谨，散中有收，开中有合，使风寒解，水饮去，宣降复，则诸症自平。

【临床运用】

1. 用方要点：恶寒发热、无汗，喘咳，痰多而稀，舌苔白滑，脉浮。

2. 随症加减：若外寒证轻者，可去桂枝，麻黄改用炙麻黄；兼有热象而出现烦躁者，加生石膏、黄芩以清郁热；兼喉中痰鸣，加杏仁、射干、款冬花以化痰降气平喘；若鼻塞，清涕多者，加辛夷、苍耳子以宣通鼻窍；兼水肿者，加茯苓、猪苓以利水消肿。

3. 使用注意：因本方多温燥之品，故阴虚干咳无痰或痰热证者，不宜使用。

4. 现代应用：本方常用于支气管炎、支气管哮喘、肺炎、百日咳、肺心病、过敏性鼻炎、卡他性眼炎、卡他性中耳炎等属于外寒里饮证者。

大青龙汤

【来源】《伤寒论》

【组成】麻黄去节 12 克，桂枝 6 克，炙甘草 6 克，杏仁去皮、尖 6 克，生姜切 9 克，大枣擘 10 枚，石膏如鸡子大，碎 20 克。

【用法】上 7 味，以水 900 毫升，先煮麻黄，减 200 毫升，去上沫，纳诸药，煮取 300 毫升，去滓，温服 100 毫升，取微似汗。汗出多者，温粉扑之，一服汗者，停后服。

若复服，汗多亡阳，恶风烦躁，不得眠。

【功用】　发汗解表，清热除烦。

【主治】　外感风寒，兼有里热证，症见恶寒发热，身疼痛，无汗烦躁，脉浮紧。亦治溢饮，见上述症状而兼喘咳面浮者。

【方解】　风寒束表，卫阳被遏则恶寒发热，腠理闭塞则无汗，寒客经络则头身疼痛，热伤津则口渴，热扰胸中则烦，烦甚则躁。治当发汗解表，兼清里热。方中用麻黄、桂枝、生姜辛温发汗以散风寒，能使内热随汗而泄。甘草、生姜、大枣甘温补脾胃、益阴血，以补热伤之津；无津不能作汗，又可以充汗源。石膏甘寒清解里热，与麻黄配伍能透达郁热。杏仁配麻黄，一收一散，宣降肺气利于达邪外出。诸药配伍，一是寒热并用，表里同治，二是发中寓补，汗出有源，祛邪而不伤正。

【临床运用】

1. 用方要点：恶寒发热，头身疼痛，无汗，烦躁，口渴，脉浮紧。

2. 随症加减：里热明显者，增加石膏用量，配以天花粉。

3. 使用注意：本方发汗作用强烈。体质较好者，用之无妨；体质较弱者，应当慎用；若脉搏微弱，出汗容易受凉者，绝对不可使用。临床应用中，患者一出汗即停药，不可过量服用，否则，会因出汗过多而伤身。

4. 现代应用：本方可用于流感、高热、小儿夏季外感高热、瘾疹、急性肾炎等属于外感风寒，兼有里热证者。

六君子汤

【来源】《医学正传》

【组成】人参9克，白术9克，茯苓9克，炙甘草6克，陈皮3克，半夏4.5克。

【用法】上为细末，作1服，加大枣2枚，生姜3片，新汲水煎服。

【功用】益气健脾，燥湿化痰。

【主治】脾胃气虚兼痰湿证，食少便溏，胸脘痞闷，呕逆等。

【方解】本方治证以脾虚为本，痰阻为标，故方中以四君子（人参、白术、茯苓、甘草）益气补虚，健脾助运以复脾虚之本，杜生痰之源，且重用白术，较之原方四药等量则健脾助运，燥湿化痰之力益胜。半夏辛温而燥，为化湿痰之要药，并善降逆以和胃止呕；陈皮为辛温苦燥之品，既可调理气机以除胸脘之痞，又能和胃止呕以降胃气之逆，还能燥湿化痰以消湿聚之痰，其行气之功亦有助于化痰，所谓"气顺则痰消"是也。二药合用，燥湿化痰，和胃降逆之功相得益彰，故相须以除痰阻之标。煎煮时加少量生姜、大枣，协四君可助益脾，伍夏、陈而和胃。综观本方实乃四君子汤与二陈汤相合而成，二方并施，意在甘温益气而不碍邪，行气化滞而不伤正，使脾气充而运化复健，湿浊去而痰滞渐消。

本方配伍特点：以益气健脾之品配伍燥湿化痰之药，补泻兼施，标本兼治。且甘温补脾，助运化之功，可杜生痰之源；燥湿化痰，除中焦之湿，又能助脾运之复，二者相辅相成，共奏益气健脾、燥湿化痰之功。

【临床运用】

1. 用方要点：食少便溏，胸脘痞闷，咳嗽痰多色白，舌淡苔白腻，脉虚。

2. 随症加减：气虚较甚者，重用人参、白术；痰多壅盛者，重用半夏、陈皮；畏寒怕冷者，加炮姜、附子以温中祛寒；痰多清稀者，加干姜、细辛以温肺化饮。

3. 使用注意：本方较温燥，真阴亏损者忌用。

4. 现代应用：本方现代常用于治疗胃及十二指肠球部溃疡，以及慢性肠胃炎、顽固性咳嗽、妊娠呕吐等辨证属脾胃气虚夹痰湿证者。

五磨饮子

【来源】《医方考》

【组成】木香、沉香、槟榔、枳实、台乌药各等分（各6克）。

【用法】白酒磨服。

【功用】行气降逆，宽胸散结。

【主治】暴怒暴死，名曰气厥者。由于七情变动，气逆不降而见上气喘急，胸腹胀满，突然大怒而致气厥者。

【方解】本方乃四磨汤去人参，加木香、枳实而成，较之四磨汤行气散结之功更著。气上宜降之，故用沉香、槟榔来降气；气逆宜顺之，故用木香、乌药；佐以枳实，破其滞也；磨以白酒，和其阴也。本方全用行气破滞之品，药专力猛，宜于体壮气实、气结较甚之证。

【临床运用】

1. 用方要点：上气喘急，胸腹胀满。

2. 使用注意：本品药专力猛，体壮气实、气结较甚者适用，对于体弱者或虚证者忌用。

射干麻黄汤

【来源】《金匮要略》

【组成】射干9克，麻黄9克，生姜6克，细辛6克，紫菀6克，款冬花6克，大枣3枚，半夏9克，五味子3克。

【用法】上9味，以水1斗2升，先煮麻黄两沸，去上沫，内诸药，煮取3升，分温3服。

【功用】宣肺祛痰，下气止咳。

【主治】痰饮郁结，气逆喘咳证，症见咳而上气，喉中痰鸣，痰多清稀，胸膈满闷，面色晦滞，微有恶寒发热，舌质淡暗，苔白滑，脉浮紧。

【方解】方中麻黄辛温，轻扬上达，善开宣肺郁，散风寒，疏腠理，透毛窍，为宣肺平喘之要药。细辛辛香走窜，有升浮之性，外可温散风寒，有解热镇痛之功，助麻黄发汗解表，配温经通脉之生姜，促汗而解风寒之邪。射干苦寒泄降，能清肺泄热，降痰平喘，解毒利咽，为咽喉肿痛要药。紫菀苦温润肺益金，专能开泄肺郁，止咳降逆，宣通郁滞，兼疏肺家气血。款冬花味苦主降，顺肺中之气，又清肺中之血，能开郁润肺，化痰止咳，有邪可散，散而不泄，无邪可润，润而不寒。麻黄、细辛、半夏，降逆消痰，温肺化饮于内。五味子之酸，以补不足，令正气自敛。生姜和胃降逆，虚则补其母，大枣之甘，健脾安中，扶助正气，以补后天。全方共奏散寒解表、豁痰平喘、温肺化饮、安中扶正之功。

【临床应用】

1. 用方要点：咳而上气，喉中痰鸣，痰多清稀，苔白滑，脉浮。

2. 现代应用：本方可用于慢性气管炎、支气管哮喘、肺气肿、肺心病等属痰饮郁结，气逆而喘咳者。

定喘汤

【来源】《摄生众妙方》

【组成】 白果9克，麻黄9克，款冬花9克，桑白皮9克，苏子6克，甘草3克，杏仁4.5克，黄芩6克，法制半夏9克。

【用法】 上药用水3盅，煎2盅，作2服。每服1盅，不用姜，不拘时候徐徐服。

【功用】 宣肺降气，清热化痰。

【主治】 风寒外束，痰热内蕴证，症见哮喘咳嗽，痰多气急，痰稠色黄，微恶风寒，舌苔黄腻，脉滑数。

【方解】 本方证因素体多痰，又感风寒，肺气壅闭，不得宣降，郁而化热所致，症见哮喘咳嗽，痰多色黄，质稠不易咯出等。治宜宣降肺气，止咳平喘，清热化痰。方用麻黄宣肺散邪以平喘，白果敛肺定喘而祛痰，共为君药，一散一收，既可加强平喘之功，又可防麻黄耗散肺气。苏子、杏仁、半夏、款冬花降气平喘，止咳祛痰，共为臣药。桑白皮、黄芩清泄肺热，止咳平喘，共为佐药，甘草调和诸药为使药。诸药合用，使肺气宣降，痰热得清，风寒得解，则喘咳痰多诸症自除。

【临床运用】

1. 用方要点：哮喘咳嗽，痰多色黄，微恶风寒，苔黄腻，脉滑数。

2. 随症加减：若无表证者，以宣肺定喘为主，故麻黄可减量应用；痰多难咯者，可酌加瓜蒌、胆南星等以助清热化痰之功；肺热偏重，酌加石膏、鱼腥草以清泄肺热。

3. 使用注意：若新感风寒，虽恶寒发热、无汗而喘，但内无痰热者，或哮喘日久，肺肾阴虚者，皆不宜使用。

4. 现代应用：本方常用于支气管哮喘、慢性支气管炎等属于痰热壅肺者。

参苏饮

【来源】《太平惠民和剂局方》

【组成】人参、紫苏叶、干葛、半夏、前胡、茯苓各6克，枳壳、桔梗、木香、陈皮、甘草各4克。

【用法】上药㕮咀。每服12克，用水220毫升，加生姜7片，大枣1个，煎至140毫升，去滓，微热服，不拘时候。

【功用】益气解表，理气化痰。

【主治】气虚外感风寒，内有痰湿证。年老久病、体虚之人，症见恶寒发热，无汗而喘，鼻塞，咳嗽痰白，怠倦无力，气短懒言，苔白脉弱。

【方解】本方证由素体脾肺气虚，内有痰湿，复感风寒之喘证。方中苏叶为君药，发散风寒，宣肺止咳，行气宽中。臣药以葛根解肌发汗，人参益气，扶正托邪，前胡、半夏、桔梗止咳化痰，宣降肺气；陈皮、木香、枳壳理气宽胸，茯苓健脾，渗湿消痰，七药共为佐药，甘草补气安中，和诸药，为佐使药。

本方配伍特点：一为散补并行，则散不伤正，补不留邪；二是气津并调，使气行痰消，津行气畅。

【临床应用】

1. 用方要点：恶寒发热，无汗，咳喘痰白，胸脘满闷，怠倦乏力，苔白，脉弱。

2. 随症加减：若恶寒发热、无汗等表寒证重者，将荆芥、防风易葛根；头痛甚者，加川芎、白芷；气滞较轻者，可去木香减轻行气之力。

3. 现代应用：本方常用于感冒、上呼吸道感染等属于气虚外感风寒兼有痰湿者。

泻白散

【来源】《小儿药证直诀》

【组成】地骨皮、桑白皮（炒）各30克，炙甘草3克。

【用法】上药剉散，入粳米1撮，水2小盏，煎7分，食前服（现代用法：水煎服）。

【功用】清泻肺热，止咳平喘。

【主治】肺热咳喘证，气喘咳嗽，皮肤蒸热，日晡尤甚，舌红苔黄，脉细数。

【方解】本方治肺有伏火郁热之证。肺主气，宜清肃下降，肺有郁热，则气逆不降而为咳喘；肺合皮毛，外生肌表，肺热则皮肤蒸热，此热不属外感，乃伏热渐伤阴分所致，故热以午后为甚。方用桑白皮泻肺以清郁热为主，辅以地骨皮泻肺中伏火，兼退虚热。炙甘草、粳米养胃和中以扶肺气，共为佐使药。四药合用，共奏泻肺清热、止咳平喘之功。本方之特点，既不是清透肺中实热以治其标，也不是滋阴润肺以治其本，而是清泻肺中伏火以消郁热，对小儿"稚阴"体质具有标本兼顾之功。

【临床运用】

1. 用方要点：咳喘气急，皮肤蒸热，舌红苔黄，脉细数。

2. 随症加减：肺经热重者，加黄芩、知母等以增强清泄肺热之效；燥热咳嗽者，可加瓜蒌皮、川贝母等润肺止咳；阴虚潮热者，加银柴胡、鳖甲滋阴退热；热伤阴津，烦热口渴者，加花粉、芦根清热生津。

3. 使用注意：本方药性平和，尤宜于正气未伤、伏火不甚者，风寒咳嗽或肺虚喘咳者不宜使用。

4. 现代应用：可用于小儿麻疹初期、肺炎或支气管炎等属于肺中伏火郁热者。

金匮肾气丸

【来源】《金匮要略》

【组成】干地黄 240 克，薯蓣（山药）120 克，山茱萸 120 克，泽泻、茯苓、牡丹皮各 90 克，肉桂、炮附子各 30 克。

【用法】上为细末，炼蜜和丸，如梧桐子大，酒下 6 克，日再服。

【功用】补肾助阳，化气行水。

【主治】肾阳不足证，症见腰酸脚软，肢体畏寒，少腹拘急，小便不利或频数，夜尿增多，阳痿早泄，舌质淡胖，尺脉沉细；以及痰饮喘咳，水肿脚气，消渴，泄泻日久等。

【方解】 方中重用地黄滋阴补肾，填精益髓；因肝肾同源，互相滋养，故配山茱萸以补肝益肾，又因补益后天（脾）可以充养先天（肾），故取山药健脾以充肾，共同增强滋补肾阴的作用。在此基础上，再配少量的肉桂、附子温补肾阳，意在微微生长肾中阳气，深寓"阴中求阳"的奥义，正如明代大医家张景岳所说"善补阳者，必于阴中求阳，则阳得阴助而生化无穷"。至于方中所配泽泻、茯苓是为渗湿利水，所配丹皮是为清肝泻火，与补益药相配，意在补中寓泻，以使补而不滞。

本方配伍特点：一是补阳之中配伍滋阴之品，阴中求阳，使阳有所化；二是少量补阳药与大队滋阴药配伍，旨在微微生火，少火生气。

【临床运用】

1. 用方要点：腰痛脚软，小便不利或反多，舌淡胖，脉虚弱而尺部沉细。

2. 随症加减：若夜尿多者，宜肾气丸加五味子，小便数多，色白体羸，为真阳亏虚，宜加补骨脂等，加强温阳之力；若用于阳痿，证属命门火衰者，酌加淫羊藿等以助壮阳起痿之力。

3. 使用注意：①若咽干口燥、舌红少苔属肾阴不足，虚火上炎者，不宜使用。②肾阳虚而小便正常者，为纯虚无邪，不宜使用本方。

4. 现代应用：本方常用于慢性肾炎、慢性哮喘、糖尿病、醛固酮增多症、甲状腺功能低下、神经衰弱、肾上腺皮质功能减退等属于肾阳不足者。

河车大造丸

【来源】《景岳全书》

【组成】紫河车 100 克，熟地黄 200 克，天冬 100 克，麦冬 100 克，杜仲（盐炒）150 克，牛膝（盐炒）100 克，黄柏（盐炒）150 克，龟甲（制）200 克。

【用法】大蜜丸每丸重 9 克，水蜜丸每次 6 克，小蜜丸每次 9 克，大蜜丸每次 1 丸，日 2 次口服。

【功用】滋阴清热、补肾益肺。

【主治】用于肺肾两亏，虚劳咳喘，骨蒸潮热，盗汗遗精，腰膝酸软。

【方解】方中紫河车大补精血，为本方的主药，即"精不足，补之以味"之意。地黄、龟板滋补肾阴，杜仲、牛膝补肝肾、强筋骨，黄柏清相火、除骨蒸，麦冬、天门冬养阴清金、润肺宁嗽。诸药合用，共奏滋阴清热，补肾益肺之功效。

【临床运用】

1. 用方要点：虚劳咳喘，骨蒸潮热，盗汗遗精，腰膝酸软。

2. 使用注意：脾胃虚弱、食少便溏者不宜用。

3. 现代应用：本方用于肺结核、慢性肾炎、慢性支气管炎、支气管哮喘等属肺肾亏虚者。

桑菊饮

【来源】《温病条辨》

【组成】桑叶 7.5 克，菊花 3 克，杏仁 6 克，连翘 5 克，薄荷 2.5 克，桔梗 6 克，甘草 2.5 克，芦根 6 克。

【用法】水2杯，煮取1杯，日2服（现代用法：水煎温服）。

【功用】疏风清热，宣肺止咳。

【主治】风温初起，表热轻证，咳嗽，身热不甚，口微渴，脉浮数。

【方解】风温袭肺，肺失清肃，所以气逆而咳。受邪轻浅，所以身热不甚，口微渴。因此，治当辛以散风，凉以清肺为法。本方用桑叶清透肺络之热，菊花清散上焦风热，并作君药。臣以辛凉之薄荷，助桑、菊散上焦风热，桔梗、杏仁，一升一降，宣发肃降以止咳。连翘清透膈上之热，芦根清热生津止渴，用作佐药。甘草调和诸药，是做使药之用。诸药配合，共奏疏风清热，宣肺止咳之功。

本方配伍特点：一以轻清宣散之品，疏散风热以清头目；一以辛苦宣降之品，理气肃肺以止咳嗽。

【临床运用】

1. 用方要点：咳嗽，发热不甚，微渴，脉浮数。

2. 随症加减：二三日不解，气粗似喘，燥在气分者，加石膏、知母；舌绛，暮热甚燥，邪初入营，加元参6克，犀角3克；在血分者，去薄荷、苇根，加麦冬、细生地、玉竹、丹皮各6克；肺热甚，加黄芩；渴者，加花粉。

3. 使用注意：①本方为"辛凉轻剂"，故肺热甚者，当予加味后运用，否则病重药轻，药不胜病。②风寒咳嗽不宜使用。③由于方中药物均系轻清之品，故不宜久煎。

4. 现代应用：本方常用于感冒、急性支气管炎、上呼吸道感染、肺炎、急性结膜炎、角膜炎等属于风热犯肺或肝经风热者。

桑杏汤

【来源】《温病条辨》

【组成】桑叶 3 克，杏仁 4.5 克，沙参 6 克，象贝 3 克，香豉 3 克，栀皮 3 克，梨皮 3 克。

【用法】水 400 毫升，煮取 200 毫升，顿服之，重者再作服。

【功用】清宣燥热，润肺止咳。

【主治】外感温燥证，症见身不甚热，干咳无痰，咽干口渴，舌红，苔薄白而燥，右脉数大者。

【方解】本方证系温燥外袭，肺津受灼之轻证。方中桑叶轻宣燥热，杏仁宣降肺气，共为君药；豆豉宣透胸中郁热，栀子皮轻，清上焦肺热，同为臣药；沙参、梨皮、象贝生津润肺，止咳化痰，均为佐使药。本方乃辛凉甘润之法，轻宣凉润之方，使燥热除而肺津复，则诸症自愈。

【临床运用】

1. 用方要点：身热不甚，干咳无痰或痰少而黏，右脉数大。

2. 现代应用：本方可用于治疗上呼吸道感染、急性支气管炎、支气管扩张咯血、百日咳等，属外感温燥，灼伤肺津的患者。

真武汤

【来源】《伤寒论》

【组成】茯苓 9 克，芍药 9 克，白术 6 克，生姜 9 克，附子（炮，去皮，1 枚，破 8 片）9 克。

【用法】以水8升，煮取3升，去滓，温服7合，每日3次。

【功用】温阳利水。

【主治】主治脾肾阳虚，水气内停证。小便不利，四肢沉重疼痛，腹痛下利，或肢体浮肿，苔白不渴，脉沉；太阳病发汗过多，阳虚水泛。汗出不解，其人仍发热，心下悸，头眩身瞤动，振振欲擗地。

【方解】本方为治疗脾肾阳虚、水湿泛滥的基础方。本方以附子温肾壮阳，化气利水，为君药；臣以白术燥湿行水，茯苓淡渗利水，白术、茯苓尚有健脾之效；芍药作用有四：一为利小便以行水气，二为柔肝急而止腹痛，三为敛阴舒筋以止筋惕肉瞤，四可防止附子燥热伤阴，佐以生姜之行水气。诸药合用，共奏温肾健脾、化气利水之效。

【临床运用】

1. 用方要点：小便不利，肢体沉重或浮肿，舌质淡胖，苔白脉沉。

2. 随症加减：若水寒射肺而咳，加干姜、细辛温肺化饮，五味子敛肺止咳；阴盛阳衰而下利甚者，去芍药加干姜以温里散寒；水寒犯胃而呕者，加重生姜用量以和胃降逆。

3. 现代应用：本方常用于慢性肾小球肾炎、心源性水肿、甲状腺功能低下、慢性支气管炎、慢性肠炎、肠结核等属于脾肾阳虚、水湿内停者。

桂枝加厚朴杏子汤

【来源】《伤寒论》

【组成】桂枝9克，芍药9克，生姜9克，炙甘草6克，大枣 3 枚，厚朴 6 克，杏仁 6 克。

【用法】上 7 味，以水 7 升，微火煮取 3 升，去滓。温服 1 升，覆取微似汗。

【功用】解肌发表，降气平喘。

【主治】宿有喘病，又感风寒而见桂枝汤证者；或风寒表证误用下剂后，表证未解而微喘者。

【方解】方中杏仁主咳逆上气，厚朴消胀除满、理气化痰。于桂枝汤加消胀满的厚朴和治咳逆的杏仁，故治桂枝汤证而咳逆喘满者。

【临床运用】

1. 用方要点：发热恶风，汗出气喘，脉浮缓。

2. 使用注意：凡外感风寒表实无汗者禁用。

麻黄汤

【来源】《伤寒论》

【组成】麻黄 9 克，桂枝 6 克，杏仁 12 克，炙甘草 3 克。

【用法】上 4 味，以水 9 升，先煮麻黄，减 2 升，去上沫，内诸药，煮取 2 升半，去滓，温服 8 合。覆取微似汗，不须啜粥，余如桂枝法将息（现代用法：水煎服，温覆取微汗）。

【功用】发汗解表，宣肺平喘。

【主治】风寒束肺之实喘证，症见恶寒发热、无汗、头痛，咳嗽，气喘，胸闷，痰色白而清稀，口不渴，舌质不红，苔薄白，脉浮紧。

【方解】本方证为外感风寒，肺气失宣所致。风寒之邪外袭肌表，使卫阳被遏，腠理闭塞，营阴郁滞，经脉不通，故见恶寒、发热、无汗、头身痛；肺主气属卫，外合皮毛，寒邪外束于表，影响肺气的宣肃下行，则上逆为喘；舌苔薄白，脉浮紧皆是风寒袭表的反应。治当发汗解表，宣肺平喘。方中麻黄辛苦性温，归肺与膀胱经，善开腠发汗，祛在表之风寒；宣肺平喘，开闭郁之肺气，故本方用以为君药。透营达卫的桂枝为臣药，解肌发表，温通经脉，既助麻黄解表，使发汗之力倍增，又畅行营阴，使疼痛之症得解。二药相须为用，是辛温发汗的常用组合。杏仁降利肺气，与麻黄相伍，一宣一降，以恢复肺气之宣降，加强宣肺平喘之功，是为宣降肺气的常用组合，为佐药。炙甘草既能调和麻、杏之宣降，又能缓和麻、桂相合之峻烈，使汗出不致过猛而耗伤正气，是使药而兼佐药之用。四药配伍，表寒得散，营卫得通，肺气得宣，则诸症可愈。

本方配伍特点：一为麻、桂相须，发卫气之闭以开腠理，透营分之郁以畅营阴，则发汗解表之功益彰；二为麻、桂相使，宣降相因，则宣肺平喘之效甚著。

【临床运用】

1. 用方要点：恶寒、无汗，咳嗽，气喘，脉浮紧。

2. 随症加减：若表证不重，可去桂枝，即为宣肺平喘之三拗汤；喘甚加苏子、前胡降气平喘，痰多加半夏、橘红，胸闷加枳壳、桔梗。

3. 使用注意：①本方为辛温发汗之峻剂，故《伤寒论》对"疮家""淋家""衄家""亡血家"，以及外感表虚自汗、血虚而脉兼"尺中迟"、误下而见"身重心悸"等，虽有表寒证，亦皆禁用。②麻黄汤药味虽少，但发汗力强，不可过服，否则，汗出过多必伤人正气。

4. 现代应用：本方常用于感冒、流行性感冒、急性支气管炎、支气管哮喘等属风寒表实证者。

小青龙汤

【来源】《伤寒论》

【组成】麻黄9克，芍药9克，细辛6克，干姜6克，炙甘草6克，桂枝9克，五味子6克，半夏9克。

【用法】上8味，以水1斗，先煮麻黄，减2升，去上沫，内诸药，煮取3升，去滓，温服1升（现代用法：水煎温服）。

【功用】解表散寒，温肺化饮。

【主治】外寒里饮证。恶寒发热，头身疼痛，无汗喘咳，痰涎清稀而量多，胸痞，或干呕，或痰饮喘咳，不得平卧，或身体疼重，头面四肢浮肿，舌苔白滑，脉浮。

【方解】本方主治外感风寒，寒饮内停之证。方中麻黄、桂枝相须为君药，发汗散寒以解表邪，且麻黄又能宣发肺气而平喘咳，桂枝化气行水以利里饮之化。干姜、细辛为臣药，温肺化饮，兼助麻、桂解表祛邪。然而素有痰饮，脾肺本虚，若纯用辛温发散，恐耗伤肺气，故佐以五味子敛肺止咳、芍药和营养血，二药与辛散之品相配，一散一收，既可增强止咳平喘之功，又可制约诸药辛散温燥太过之弊；半夏燥湿化痰，和胃降逆，亦为佐药；炙甘草兼为佐使之药，既可益气和中，又能调和辛散酸收之品。药虽八味，配伍严谨，散中有收，开中有合，使风寒解，水饮去，宣降复，则诸症自平。

【临床应用】

1. 用方要点：恶寒发热，无汗，喘咳，痰多而稀，苔白滑，脉浮。

2. 随症加减：若外寒证轻者，可去桂枝、麻黄改为炙麻黄；兼有喉中痰鸣，加杏仁、射干、款冬花以化痰降气平喘；若鼻塞，清涕多者，加辛夷、苍耳子以宣通鼻窍。

3. 使用注意：本方多温燥之品，故阴虚干咳无痰或痰热证者，不宜使用。

4. 现代应用：本方常用于支气管炎、支气管哮喘、肺炎、百日咳、肺心病、过敏性鼻炎等属于外寒里饮证者。

葶苈大枣泻肺汤

【来源】《金匮要略》

【组成】葶苈子9克，大枣4枚。

【用法】上药先以水3升煮枣，取2升，去枣，纳葶苈，煮取1升，顿服。

【功用】泻肺行水，下气平喘。

【主治】痰水壅实之咳喘胸满。

【方解】方中葶苈子苦寒沉降，泻肺气而利水，祛痰定喘；大枣甘缓补中，补脾养心，缓和药性，二药合用，以大枣之甘缓，挽葶苈子性急泻肺下降之势，防其泻力太过，共奏泻痰行水、下气平喘之功。主治痰涎壅滞，肺气闭阻，咳嗽痰喘，喉中有痰声如曳锯状，甚则咳逆上气不得卧，面目浮肿，小便不利等病症。

【临床应用】

1. 用方要点：喉中有痰声如曳锯状，甚则咳逆上气不

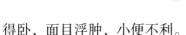

得卧，面目浮肿，小便不利。

2. 现代应用：本方可用于慢性气管炎、支气管哮喘、肺气肿、肺心病等属痰水壅实者。

越婢加半夏汤

【来源】《金匮要略》

【组成】麻黄 12 克，石膏 25 克，生姜 9 克，大枣 15 枚，甘草 6 克，半夏 9 克。

【用法】上药六味，以水 1.2 升，先煮麻黄，去上沫，纳诸药，煮取 600 毫升，分三次温服。

【功用】宣肺泄热，止咳平喘。

【主治】肺胀，咳嗽上气，胸满气喘，目如脱状，脉浮大者。

【方解】方中重用麻黄既取其发汗、利水之功，使肌表之水湿随汗而去，内停之水湿从下而出，又取其开宣肺气之能，使肺的宣降功能正常，水道通调，有利于水湿消除；生姜宣散水湿，半夏逐饮下气，石膏清解郁热，甘草、大枣补益中气，以培土胜湿。

【临床应用】

1. 用方要点：咳嗽上气，胸满气喘，目如脱状，脉浮大。

2. 现代应用：本方可用于慢性气管炎、支气管哮喘、肺气肿等属中医肺胀病范畴且有咳逆上气等临床症状者。

黛蛤散

【来源】《丸散膏丹集成》

【组成】青黛、蚌粉用新瓦将蚌粉炒令通红，拌青黛少许。

【用法】每服 3 钱（15 克），米汤饮下。

【功用】清肝泻火，化痰止咳。

【主治】肝肺火热之痰嗽，眩晕耳鸣，咯痰带血。

【方解】本方主治肝经火盛，木火刑金之咳痰带血证。方中青黛咸寒，功能清肝火，泻肺热，伍以善入肺经之蛤粉，清肺化痰。二者相合，使肝火得降，肺热得清，痰热得化，则妄行之血归经。

【临床应用】

1. 用方要点：肝经火盛之眩晕耳鸣，咯痰带血。

2. 现代应用：本方可用于慢性气管炎、支气管哮喘、肺气肿等属肝肺火盛者。

三拗汤

【来源】《太平惠民和剂局方》

【组成】麻黄不去根节，杏仁不去皮尖，甘草不炙，各等分 30 克。

【用法】上为粗末，每服 5 钱（15 克），水 1 盏半，姜 5 片，同煎至 1 盏，去滓，通口服。以衣被盖覆睡，取微汗为度。

【功用】宣肺解表，止咳平喘。

【主治】外感风寒，肺气不宣证。

【方解】

本方用麻黄发汗散寒，宣肺平喘，其不去根节，为发中有收，使不过于汗；用杏仁宣降肺气，止咳化痰，以不去皮尖，为散中有涩，使不过于宣；甘草不炙，乃取其清热解毒，协同麻、杏利气祛痰。三药相配，共奏疏风宣肺、止咳平喘之功。

【临床应用】

1. 用方要点：鼻塞声重，语言不出，或伤风受寒，头痛目眩，四肢拘急，咳嗽痰多，胸闷气促，无汗，口不渴，苔白，脉浮。

2. 随症加减：若外寒证轻者，可去桂枝、麻黄改用炙麻黄；兼有热象而出现烦躁者，加生石膏、黄芩以清郁热；兼喉中痰鸣，加杏仁、射干、款冬花以化痰降气平喘；若鼻塞，清涕多者，加辛夷、苍耳子以宣通鼻窍；兼水肿者，加茯苓、猪苓以利水消肿。

3. 使用注意：风热表证及气阴不足者，不宜使用。

清燥救肺汤

【来源】《医门法律》

【组成】霜桑叶9克，石膏8克，人参2克，甘草3克，胡麻仁（炒研）3克，真阿胶3克，麦门冬（去心）4克，杏仁（去皮尖炒）2克，枇杷叶（刷去毛，涂蜜炙黄1片）3克。

【用法】水一碗，煎六分，频频滚热服（现代用法：水煎，频频热服）。

【功用】清燥润肺，养阴益气。

【主治】温燥伤肺，气阴两伤证。头痛身热，干咳无痰，气逆而喘，咽喉干燥，口渴鼻燥，胸膈满闷，舌干少苔，脉虚大而数。

【方解】本方所主系燥热伤肺之重证。秋令气候干燥，燥热伤肺，肺合皮毛，故头痛身热，肺为热灼，气阴两伤，失其清肃润降之常，故干咳无痰，气逆而喘，咽喉干燥，口渴鼻燥，治宜清燥热，养气阴，以清金保肺立法。方中重用桑叶质轻性寒，清透肺中燥热之邪，为君药；温燥犯肺，温者属热宜清，燥胜则干宜润，故用石膏辛甘而寒，清泄肺热；麦冬甘寒，养阴润肺，共为臣药。《难经·第十四难》说"损其肺者益其气"，而胃土又为肺金之母，故用甘草培土生金，人参益胃津，养肺气；麻仁、阿胶养阴润肺，肺得滋润，则治节有权；《素问·藏气法时论》说"肺苦气上逆，急食苦以泄之"，故用杏仁、枇杷叶之苦，降泄肺气，以上均为佐药；甘草兼能调和诸药，以为使药。如此，则肺金之燥热得以清宣，肺气之上逆得以肃降，则燥热伤肺诸症自除，故名之曰"清燥救肺"。

【临床应用】

1. 用方要点：身热，干咳无痰，气逆而喘，舌红少苔，脉虚大而数。

2. 随症加减：若痰多，加川贝、瓜蒌以润燥化痰；热甚者，加羚羊角、水牛角以清热凉血。

3. 现代应用：本方常用于肺炎、支气管哮喘、急慢性支气管炎、支气管扩张、肺癌等属燥热犯肺、气阴两伤者。

苏子降气汤

【来源】《太平惠民和剂局方》

【组成】紫苏子9克，半夏9克，前胡6克，厚朴6克，陈皮3克，甘草6克，当归6克，生姜两片，大枣1个，肉桂3克。

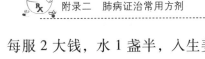

【用法】上为细末，每服 2 大钱，水 1 盏半，入生姜 2 片，枣子 1 个，紫苏 5 叶，同煎至 8 分，去滓热服，不拘时候。

【功用】降气疏壅，引火归元，祛痰止咳。

【主治】治虚阳上攻、气不升降、上盛下虚、痰涎壅盛、喘嗽短气、胸膈痞闷、咽喉不利，或腰痛脚弱、肢体倦怠，或肢体浮肿。

【方解】本方是治疗上实下虚之喘咳的常用方剂。紫苏子、半夏降气化痰，止咳平喘，为方中主药；厚朴、前胡、陈皮下气祛痰，协助主药治疗上实，肉桂温肾纳气治疗下虚，均为辅药；当归养血润燥，制约大队燥药伤阴的副作用，生姜宣肺，而应肺主宣降之性，为佐药；甘草、大枣调和诸药为使。

【临床应用】

1. 用方要点：病程较长，反复发作，久病入肾，咳喘气急，痰稀白量多，呼多吸少，腰腿软弱，舌苔白滑或白腻。

2. 随症加减：咳喘不能卧，加沉香；风寒表盛，去当归、肉桂，加麻黄、杏仁、苏叶；气虚者，加人参、五味子；阳虚者，加黄芪、附子；痰热上壅，去肉桂，加桑白皮；痰浊过多，加杏仁、贝母；呕逆，加代赭石。

3. 现代应用：适用于外感风寒、咳嗽气喘、支气管炎、支气管哮喘、肺气肿、肺源性心脏病之咳喘而痰涎壅盛者，喘息性支气管炎、耳鸣、吐血、衄血、齿槽脓漏、口中腐烂、走马疳、水肿、脚气等。

第四节　肺痨方剂

月华丸

【来源】《医学心悟》

【组成】天冬（去心，蒸）、生地（酒洗）、麦冬（去心，蒸）、熟地（酒蒸，晒）、山药（乳蒸）、百部（蒸）、沙参（蒸）、川贝母（去心，蒸）、真阿胶各 30 克，茯苓（乳蒸）、獭肝、广三七各 15 克

【用法】用白菊花 60 克（去蒂），桑叶 60 克（经霜者）熬膏，将阿胶化入膏内和药，稍加炼蜜为丸，如弹子大。每服一丸，含化，一日 3 次。

【功用】滋阴保肺，消痰止咳。

【主治】阴虚肺痨咳嗽，症见咳嗽、咯血、潮热、盗汗、胸痛、消瘦，舌红少苔，脉细数。

【方解】方中獭肝随月变形，每月生一叶，正月则合为一叶，以其变化莫测，而性又能杀虫，凡痨虫隐伏幻怪者，亦以此幻怪之物治之，乃自古相传之灵药，方名月华，实以此药命名。而虫所由生，则由于瘀血所变，故用三七以化瘀，血之所以化虫者，又由于痰热所蒸，故用余药润利，以清痰火，但取杀虫，则獭肝一味已足，但取消瘀，则三七一味已足，而必多其品物者，攻补兼行，标本兼治，乃为全胜之师也。

【临床运用】

1. 用方要点：咳嗽、咯血、潮热、盗汗，舌红少苔，

脉细数。

2. 现代应用：本方常用于肺结核病之属于阴虚肺热者。

补天大造丸

【来源】《医学心悟》

【组成】人参60克，黄芪（蜜炙）、白术（陈土蒸）各90克，当归（酒蒸）、枣仁（去壳，炒）、远志（去心）、甘草（水泡，炒）、白芍（酒炒）、山药（乳蒸）、茯苓（乳蒸）45克，枸杞子（酒蒸）、大熟地（酒蒸，晒）各120克，河车1具（甘草水洗净），鹿角500克（熬膏），龟板240克（与鹿角同熬膏）。

【用法】以龟鹿胶和药，加炼蜜为丸，每早开水送下12克。

【功用】补五脏虚损。

【主治】诸虚百损，五劳七伤。

【方解】方中人参、白术、山药、茯苓、黄芪健脾益气，当归、白芍、枣仁、远志养血宁心，枸杞、龟板、熟地滋肾养阴，河车、鹿角补肾填精。诸药相配，培元固本，温养精气，滋阴补阳。

【临床运用】

1. 用方要点：咳嗽，咯血，自汗盗汗，消瘦乏力，舌淡脉弱。

2. 随症加减：血虚，加当归、地黄倍之；气虚，加人参、黄芪（蜜炙）各1两；肾虚，加覆盆子（炒）、小茴香、巴戟（去心）、山茱萸（去核）；腰痛，加苍术（盐水炒）、锁阳（酥炙）、续断（酒洗）；骨蒸，加地骨皮、知母

（酒炒）；妇人去黄柏，加川芎、香附、条芩（俱酒炒）各 1
两。阴虚内热甚者，加丹皮 60 克；阳虚内寒者，加肉桂
15 克。

3. 现代应用：本方常用于肺结核病之属于久病阴阳两
虚者。

地仙散

【来源】《奇效良方》

【组成】地骨皮（去木）30 克，防风（去芦）15 克，
甘草（炙）7.5 克。

【用法】每服 4 钱，水 1 盏半，煎至 7 分，去滓，食远
温服。

【主治】治骨蒸肌热，一切虚劳烦躁，生津液。

【方解】《本事方释义》：地骨皮气味苦甘寒，入手太
阴、足厥阴，能治有汗之骨蒸；防风气味辛甘微温，入足太
阳；甘草气味甘平，入足太阴。此治骨蒸内热，阴虚烦躁，
津液欲伤者，再以生姜之辛温而散，竹叶之辛凉而清，使内
外和平，则病魔焉有不去者乎。

【临床运用】

1. 用方要点：咳嗽、咯血、潮热、盗汗，舌红少苔，
脉细数。

2. 现代应用：本方常用于肺结核病之属于阴虚肺热者。

百合固金汤

【来源】《慎斋遗书》

【组成】熟地、生地、归身各 9 克，白芍 6 克，甘草 3

克，桔梗 6 克，玄参 3 克，贝母 6 克，麦冬 9 克，百合
12 克。

【用法】水煎服。

【功用】滋养肺肾，止咳化痰。

【主治】肺肾阴亏，虚火上炎证。咳痰带血，咽喉燥痛，
手足心热，骨蒸盗汗，舌红少苔，脉细数。

【方解】本方证由肺肾阴亏所致，治宜滋养肺肾之阴
血，兼以清热化痰止咳，以图标本兼顾。方中百合甘苦微
寒，滋阴清热，润肺止咳；生地、熟地并用，滋肾壮水，其
中生地兼能凉血止血。三药相伍，为润肺滋肾、金水并补的
常用组合，共为君药。麦冬甘寒，协百合以滋阴清热，润肺
止咳；玄参咸寒，助二地滋阴壮水，以清虚火，兼利咽喉，
共为臣药。当归治咳逆上气，伍白芍以养血和血；贝母清热
润肺，化痰止咳，俱为佐药；桔梗宣肺利咽，化痰散结，并
载药上行；生甘草清热泻火，调和诸药，共为佐使药。

本方配伍特点：一为滋肾保肺，金水并调，尤以润肺止
咳为主；二为滋养之中兼以凉血止血，宣肺化痰，标本兼顾
但以治本为主。本方以百合润肺为主，服后使阴血渐复、虚
火自清、痰化咳止，以达固护肺阴之目的。

【临床运用】

1. 用方要点：咳嗽气喘，咽喉燥痛，舌红少苔，脉
细数。

2. 随症加减：若痰多而色黄者，加胆南星、黄芩、瓜
蒌皮以清肺化痰；若咳喘甚者，可加杏仁、五味子、款冬花
以止咳平喘；若咳血重者，可去桔梗之升提，加白及、白茅
根、仙鹤草以止血。

3. 现代应用：本方常用于肺结核、慢性支气管炎、支气管扩张咯血、慢性咽喉炎、自发性气胸等属肺肾阴虚，虚火上炎者。

保真汤

【来源】《十药神书》

【组成】 当归、人参、生地黄、熟地黄、白术、黄芪各9克，赤茯苓、白茯苓各4.5克，天门冬、麦门冬各6克，赤芍药、白芍药、知母、黄柏、五味子、柴胡、地骨皮各6克，甘草、陈皮、厚朴各4.5克。

【用法】 上二十味，研成粗末。每服用水300毫升，加生姜3片，大枣5个，莲心5枚，同煎至150毫升，去滓，空腹时服150毫升，一日3次。

【功用】 益气补血，滋阴降火。

【主治】 虚劳气血两亏，阴虚火旺，症见骨蒸、潮热、盗汗，舌红脉细数。

【方解】 各家论述：《法律》：按此方十八味，十全大补方中已用其九，独不用肉桂耳。然增益地黄，代川芎之上窜，尤为合宜。余用黄柏、知母、五味子滋益肾水，二冬、地骨皮清补其肺，柴胡入肝清热，陈皮助脾行滞，其意中实不欲大补也。

【临床运用】

1. 用方要点：咯血，骨蒸，潮热，盗汗，舌红，脉细数。

2. 随症加减：惊悸，加茯神、远志、柏子仁、酸枣仁；淋浊，加草薢、乌药、猪苓、泽泻；便涩，加苦杖、木通、

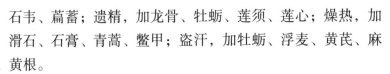

石韦、萹蓄；遗精，加龙骨、牡蛎、莲须、莲心；燥热，加滑石、石膏、青蒿、鳖甲；盗汗，加牡蛎、浮麦、黄芪、麻黄根。

3. 现代应用：本方常用于肺结核、慢性支气管炎、支气管扩张咯血等属虚劳气血两亏，阴虚火旺者。

调元百补膏

【来源】《寿世保元》

【组成】当归身（酒洗）120 克，怀生地黄 1000 克，怀熟地黄 120 克，甘枸杞子 500 克，白芍 500 克（用米粉炒），人参 120 克，辽五味子 30 克，麦门冬（去心）150 克，地骨皮 120 克，白术（去芦）30 克白茯苓（去皮）360 克，莲肉120 克，怀山药 150 克，贝母（去心）90 克甘草 90 克，琥珀 4 克，薏苡仁（用米粉炒）24 克。

【用法】上药剉细，和足水 5 升，微火煎之，如干，再加水 5 升。如此 4 次，滤去滓，取汁，文武火熬之，待减去3 分。每 500 毫升加炼净熟蜜 120 毫升（春加 150 毫升，夏加 180 毫升），共熬成膏。每服 30 毫升，白汤调下。

【功用】养血和中，止嗽化痰，退热定喘，除泻止渴。

【主治】五劳七伤，诸虚劳极，元气不足，脾胃虚弱者。

【临床运用】

1. 用方要点：久咳，咯血，自汗盗汗，纳呆食少，消瘦乏力，舌淡脉弱。

2. 现代应用：本方常用于肺结核、慢性支气管炎、支气管扩张咯血等属久咳虚劳兼有元气不足者。

秦艽鳖甲散

【来源】《卫生宝鉴》

【组成】地骨皮、柴胡、鳖甲各9克，秦艽、知母、当归各5克。

【用法】上药为粗末，每服15克，水1盏，青蒿5叶，乌梅1个煎至7分，去滓。空腹，临卧温服。

【功用】滋阴养血，清热除蒸。

【主治】阴亏血虚，风邪传里化热之风劳病。骨蒸盗汗，肌肉瘦削，唇红颊赤，口干咽燥，午后潮热，咳嗽，困倦，舌红少苔，脉细数。

【方解】方中鳖甲为君，滋阴清热除蒸；知母、当归滋阴养血，秦艽、柴胡、地骨皮、青蒿辅助鳖甲以清热除蒸，乌梅敛阴止汗。诸药合用，既能滋阴养血以治本，又能退热除蒸以治标。

【临床运用】

1. 用方要点：咳嗽，咯血，潮热，盗汗，舌红少苔，脉细数。

2. 现代应用：本方常用于结核病的潮热，温热病后期阴亏津伤，余热未尽，以及原因不明的长期反复低热属于阴虚型者。

清金甘桔汤

【来源】《理虚元鉴》

【组成】生地、麦冬、玄参、茯苓各10克，丹皮、阿胶各6克，白芍、川贝、桔梗各5克，甘草3克。

【用法】水煎服。

【功用】滋阴杀虫，清热润肺。

【主治】肺痨咳嗽，痰中带血丝血珠者，症见咳嗽，痰中带血，盗汗，乏力，舌红少苔，脉细数。

【临床运用】

1. 用方要点：咳嗽，咯血，潮热，盗汗，舌红少苔，脉细数。

2. 现代应用：本方常用于肺结核病之属于阴虚肺热者。

紫河车丹

【来源】《紫庭方》

【组成】男子首胎衣1具，以皂角水洗净，烘令极干后入药人参45克，炒白术、白茯苓、茯神、当归、熟地各30克，木香15克，乳香、没药各12克，朱砂6克，麝香0.6克。

【用法】共为细面，用红曲糊为丸服。

【功用】益气补血，滋阴降火。

【主治】肺痨咳嗽，羸瘦体弱，气血亏损者，症见咳嗽，痰中带血，自汗盗汗，乏力，舌淡脉弱。

【方解】方中紫河车大补气血，滋补肝肾，人参、白术、茯苓、茯神用以加强补气之功，当归、熟地增加其补血之功效，木香调气，乳、没二药以活血，麝香疏通全身经络、辟秽气，朱砂解毒，且能潜降心火。诸药合用，益气补血，滋阴降火，用于肺痨咳嗽、羸瘦体弱、气血亏损者。

【临床运用】

1. 用方要点：咳嗽，咯血，盗汗，乏力，舌淡脉弱。

2. 随症加减：诸虚百损，五劳七伤，或由先天禀赋不足，元气虚弱，动则多病，不耐劳苦，及男子肾虚阳痿，精乏无嗣，妇人子宫虚冷，屡经坠落，不成孕育者，多与党参、当归、生地、枸杞子等配伍。

3. 使用注意：脾虚湿困食少者慎服，表邪未解及内有实邪者禁服。

4. 现代应用：本方常用于肺结核病之属于久病气血亏虚者。

新定拯阴理劳汤

【来源】《医宗必读》

【组成】牡丹皮3克，当归身3克（酒洗），麦门冬3克（去心），甘草（炙）1.2克，苡仁9克，白芍药2.1克（酒炒），北五味0.9克，人参1.8克，莲子9克（不去皮），橘红3克，生地黄6克

【用法】水400毫升，枣1枚，煎至200毫升，分2次徐徐呷之。

【功用】滋阴益肺，清肝凉心。

【主治】肺痨，阴虚火动，皮寒骨热，食少痰多，咳嗽气短，倦怠心烦，舌红少苔，脉细数。

【临床运用】

1. 用方要点：食少痰多，咳嗽气短，倦怠心烦，舌红少苔，脉细数。

2. 随症加减：脉重按有力者，去人参；有血，加阿胶、童便；热盛，加地骨皮；泄泻，减归、地，加山药、茯苓；倦甚，用人参9克；咳有燥痰，加贝母、桑皮；嗽有湿痰，

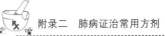

加半夏、茯苓；不寐、汗多，加枣仁。

3. 现代应用：本方常用于肺结核病之属于阴虚火炽者。

加味百花膏

【来源】《医方集解》

【组成】百合 30 克，款冬花 18 克，紫菀 12 克，百部 15 克，乌梅 30 克。

【用法】食后、临卧姜汤下或噙化，煎服亦可，一次 1 粒或遵医嘱。

【功用】敛肺止咳。

【主治】喘嗽不已，或痰中有血，虚人尤宜。

【方解】百合甘苦涩，为敛肺主药；款冬花味辛以舒其敛闭之余邪，且能散肺热而除痰定喘；乌梅酸咸，酸以补肺而敛阴，咸以补心而散血，经火气熏蒸而色变黑，肺居心上，不畏火之铄，此亦补肺主药；百部苦甘，功专入肺，甘补苦泄，主治哮喘；紫菀辛苦，舒郁热而行痰止血；蜜能润肺，止嗽生津，甘则能补。此取百合、款冬花而名百花，又蜜亦百花之英。临卧服者，卧则气归于肺，使药亦随之以入。此为肺惫而虚，兼有外邪客之，久而不散，正不能胜邪者设，又补正之一法。

【临床运用】

1. 用方要点：咳嗽喘急，口干声哑，痰中带血，阴虚肺伤，午后潮热。

2. 使用注意：禁房事，忌食发物、热物。

第五节　肺痿方剂

二母散

【来源】《景岳全书》

【组成】贝母（去心，童便洗）、知母等分，干生姜1片。

【用法】上药水煎服，或为末，每服 1.5～3 克，沸汤送下。

【功用】清热生津，益气养阴。

【主治】肺热咳嗽，虚热肺痿及疹后咳甚者。

【方解】火旺烁金，肺虚劳热，能受温补者易治，不能受温补者难治，故又设此法以滋阴。方中用贝母以化痰泻肺火，知母滋肾清肺金，且取其苦能泄热，寒能胜热，润能去燥。二药合用共奏清热生津，益气养阴之功。

【临床应用】

1. 用方要点：咳吐浊唾涎沫，痰黏而稠，不易咯出，舌红，脉虚。

2. 使用注意：本方多清润之品，故肺气虚寒者不宜使用。

3. 现代应用：本方可用于慢性气管炎、支气管哮喘、肺气肿等属肺热气阴耗伤者。

生姜甘草汤

【来源】《千金方》

【组成】生姜 15 克，人参 6 克，甘草 12 克，大枣

15 枚。

【用法】上 4 味，以水 7 升，煮取 3 升，分温 3 服。

【功用】健脾益气，温中祛寒。

【主治】虚寒肺痿，症见咳唾涎沫不止，咽燥而渴，舌红，脉虚。

【方解】方中重用生姜温中养肺祛寒为君药，人参补气益肺为臣，大枣健脾益气，为方中佐药，甘草补益肺气且调和诸药。四药合用，共奏健脾益气、温中祛寒之效，用于虚寒肺痿的治疗。

【临床应用】

1. 用方要点：吐涎沫，痰清稀量多，舌淡，脉弱。

2. 使用注意：本方多温燥之品，故阴虚肺热者不宜使用。

3. 现代应用：本方可用于慢性气管炎、支气管哮喘、肺气肿等属肺气虚寒者。

甘草汤

【来源】《伤寒论》

【组成】甘草 6 克。

【用法】上一味，以水 600 毫升，煮取 300 毫升，去滓，每次温服 150 毫升，一日 2 次。

【功用】清热解毒。

【主治】少阴咽痛，兼治舌肿、肺痿。

【方解】方中一味甘草补脾益气，清热解毒，又能祛痰止咳，适用于邪毒壅盛兼正气不足之肺痿。

【临床应用】

1. 用方要点：咳吐浊唾涎沫，痰黏而稠，不易咯出，舌红，脉虚。

2. 现代应用：本方可用于慢性气管炎、支气管哮喘、肺气肿等属中医肺痿病范畴者。

甘草干姜汤

【来源】《伤寒论》

【组成】甘草（炙）12克，干姜（炮）6克。

【用法】水煎温服。

【功用】复阳气。

【主治】伤寒脉浮，自汗出，小便数，心烦，微恶寒，脚挛急，咽中干，烦躁吐逆；肺痿，吐涎沫而不咳者。

【方解】①《内台方议》：脉浮，自汗出，恶寒者，为中风。今此又兼小便数者，心烦脚挛急，为阴阳之气虚，不可发汗。反与桂枝汤误汗之，得之使厥，咽中干，烦躁上逆也，此乃不可汗而误攻其表，营卫之气虚伤所致也。故与甘草为君，干姜为臣，二者之辛甘，合之以复阳气也。②《寒温条辨》：此即四逆汤去附也。辛甘合用，专复胸中之阳气，其夹食夹阴，面赤足冷，发热喘嗽，腹痛便滑，内外合邪，难于发散，或寒冷伤胃，不便参术者，并宜服之，真胃虚挟寒之圣剂也。

【临床应用】

1. 用方要点：吐涎沫，痰清稀量多，舌淡，脉弱。

2. 随症加减：若胃寒明显者，加附子、肉桂，以温暖阳气；若呕吐者，加半夏、陈皮，以降逆止呕；若大便溏者，加扁豆、莲了肉，以健脾止泻等。

3. 使用注意：本方多温燥之品，故虚热肺痿者不宜使用。

4. 现代应用：本方可用于慢性气管炎、支气管哮喘、肺气肿等属肺气虚寒者。

白虎汤

【来源】《伤寒论》

【组成】石膏 50 克，知母 18 克，甘草 6 克，粳米 9 克。

【用法】上 4 味，以水 1 斗，煮米熟汤成，去滓，温服 1升，一日 3 服。

【功用】清热生津。

【主治】气分热盛证，伤寒阳明热盛，或温病热在气分证。壮热面赤，烦渴引饮，口舌干燥，大汗出，脉洪大有力。

【方解】本方为治疗气分阳明热盛之证的代表方剂。方中用辛甘大寒的石膏为君，既清肺胃邪热，解肌透热，又生津止渴。臣以知母苦寒质润，既助石膏清气分实热，又治已伤之阴。用甘草、粳米既可益胃护津，又可防止石膏大寒伤中，共为佐使。四药相配，共奏清热生津、止渴除烦之功，使其热清津复诸症自解。

【临床应用】

1. 用方要点：身大热，汗大出，口大渴，脉洪大。

2. 随症加减：若气血两燔，引动肝风，见神昏谵语、抽搐者，加羚羊角、水牛角以凉肝熄风；若兼阳明腑实，见神昏谵语、大便秘结者，加大黄、芒硝以泻热攻积；消渴病而见烦渴，属胃热者，可加天花粉、麦冬等增强清热生津之力。

3. 使用注意：伤寒脉浮，发热无汗，其表不解者，不可与；脉浮弦而细者，不可与也；脉沉者，不可与也；不渴者，不可与也，汗不出者不可与也。

4. 现代应用：本方常用于感染性疾病，如大叶性肺炎、流行性乙型脑炎、流行性出血热以及夏季热、糖尿病、风湿性关节炎等属于气分热盛者。

白虎加人参汤

【来源】《伤寒论》

【组成】知母 18 克，石膏 50 克（碎，绵裹），甘草 6 克，炙粳米 9 克，人参 10 克

【用法】上 5 味，以水 1 斗，煮米熟汤成，去滓，温服 1 升，日 3 服。

【功用】清热益气生津。

【主治】汗吐下后，里热炽盛，而见大热、大渴、大汗、脉洪大者；白虎汤证见有背微恶寒，或饮不解渴，或脉浮大而芤，以及暑热病见有身大热属气津两伤者。

【方解】方中用辛甘大寒的石膏为君，专清肺胃邪热，解肌透热，又可生津止渴。臣以知母苦寒质润，既助石膏清气分实热，又治已伤之阴。用甘草，粳米既可益胃护津，又可防止石膏大寒伤中，共为佐使。以上四味药清热除烦，生津止渴，加人参补益气阴，适用于表邪已解，热盛于里，津气两伤者。

【临床应用】

1. 用方要点：大热、大渴、大汗、背微恶寒，脉浮大而芤。

2. 现代应用：本方常用于感染性疾病，如大叶性肺炎、流行性乙型脑炎、流行性出血热以及小儿夏季热、糖尿病、风湿性关节炎等属于气分热盛且气津两伤者。

安肺汤

【来源】《济阳纲目》

【组成】 当归 1.5 克，川芎 1.5 克，芍药 1.5 克，熟地（酒蒸）1.5 克，白术 1.5 克，茯苓 1.5 克，五味子 1.5 克，麦冬（去心）1.5 克，桑白皮（炙）1.5 克，甘草（炙）1.5 克，阿胶 4.5 克。

【用法】 上作 1 服，加生姜，水煎服。

【主治】 荣卫俱虚，发热自汗，肺虚喘气，咳嗽痰唾。

【临床应用】

1. 用方要点：发热自汗，肺虚喘气，咳嗽痰唾。

2. 现代应用：本方可用于慢性气管炎、支气管哮喘、肺气肿等属中医肺痿病范畴者。

麦门冬汤

【来源】《金匮要略》

【组成】 麦门冬 42 克，半夏 6 克，人参 9 克，甘草 6 克，粳米 3 克，大枣 4 枚。

【用法】 上 6 味药，以水 1.2 升，煮取 600 毫升，分 3 次温服。

【功用】清养肺胃，降逆下气。

【主治】

1. 虚热肺痿，咳嗽气喘，咽喉不利，咯痰不爽，或咳唾涎沫，口干咽燥，手足心热，舌红少苔，脉虚数。

2. 胃阴不足证，呕吐，纳少，呃逆，口渴咽干，舌红少苔，脉虚数。

【方解】本方所治虚热肺痿乃肺胃阴虚，气火上逆所致，治宜清养肺胃，降逆下气。方中重用麦门冬滋养肺胃，清降虚火为君药，人参益气生津为臣药，佐以甘草、粳米、大枣益气养胃，和人参益胃生津，胃津充足，自能上归于肺，此正"培土生金"之法。又佐以半夏降逆下气，化其痰涎，虽属温燥之品，但用量很轻，与大剂量麦门冬配伍，其燥性减而降逆之性存，且能开胃行津以润肺，又使麦冬滋而不腻，相反相成。甘草并能润肺利咽，调和诸药，兼作使药。

本方配伍特点：一是体现"培土生金"法，二是于大量甘润剂中少佐辛燥之品，主从有序，润燥得宜，滋而不腻，燥不伤津。

【临床应用】

1. 用方要点：咳唾涎沫，短气喘促，或口干呕逆，舌干红少苔，脉虚数。

2. 随症加减：若津伤甚者，可加沙参、玉竹以养阴液；若阴虚胃痛、脘腹灼热者，可加石斛、白芍以增加养阴益胃止痛之功。

3. 现代应用：本方可用于慢性气管炎、支气管扩张、慢性咽喉炎、尘肺、肺结核等属肺胃阴虚，气火上逆者，亦治胃及十二指肠溃疡、慢性萎缩性胃炎、妊娠呕吐等属胃阴不足，气逆呕吐者。

炙甘草汤

【来源】《伤寒论》

【组成】炙甘草 12 克，生姜 9 克，桂枝 9 克，人参 6 克，生地黄 30 克，阿胶 6 克，麦门冬 10 克，麻仁 10 克，大枣 10 枚。

【用法】上以清酒 7 升，水 8 升，先煮 8 味，取 3 升，去滓，内胶烊消尽，温服 1 升，日 3 服（现代用法：水煎服，阿胶烊化，冲服）。

【功用】益气滋阴，通阳复脉。

【主治】

1. 阴血不足，阳气虚弱，心脉失养证。脉结代，心动悸，虚羸少气，舌光少苔，或质干而瘦小者。

2. 虚劳肺痿，干咳无痰，或咳吐涎沫，量少，形瘦短气，虚烦不眠，自汗盗汗，咽干舌燥，大便干结，脉虚数。

【方解】本方是《伤寒论》治疗心动悸、脉结代的名方，其证是由伤寒汗、吐、下或失血后，或杂病阴血不足，阳气不振所致。阴血不足，血脉无以充盈，加之阳气不振，无力鼓动血脉，脉气不相接续，故脉结代；阴血不足，心体失养，或心阳虚弱，不能温养心脉，故心动悸。治宜滋心阴，养心血，益心气，温心阳，以复脉定悸。方中重用生地黄滋阴养血为君药，《名医别录》谓地黄"补五脏内伤不足，通血脉，益气力"。配伍炙甘草、人参、大枣益心气，补脾气，以资气血生化之源；阿胶、麦冬、麻仁滋心阴，养心血，充血脉，共为臣药。佐以桂枝、生姜辛行温通，温心阳，通血脉，诸厚味滋腻之品得姜、桂则滋而不腻。用法中加清酒煎服，以清酒辛热，可温通血脉，以行药力，是为使药。诸药合用，滋而不腻，温而不燥，使气血充足，阴阳调和，则心动悸、脉结代，皆得其平。

【临床应用】

1. 用方要点：脉结代，心动悸，虚羸少气，舌光色淡少苔。

2. 随症加减：方中可加酸枣仁、柏子仁以增强养心安神定悸之力，或加龙齿、磁石重镇安神；偏于心气不足者，重用炙甘草、人参；偏于阴血虚者重用生地、麦冬；心阳偏虚者，易桂枝为肉桂，加附子以增强温心阳之力；阴虚而内热较盛者，易人参为南沙参，并减去桂、姜、枣、酒，酌加知母、黄柏，则滋阴液降虚火之力更强。

3. 现代应用：本方可用于功能性心律不齐、期外收缩、冠心病、风湿性心脏病、病毒性心肌炎、甲状腺功能亢进等而有心悸、气短、脉结代等属于阴血不足、阳气虚弱者。

清燥救肺汤

【来源】《医门法律》

【组成】霜桑叶9克，石膏8克，人参2克，甘草3克，胡麻仁（炒研）3克，真阿胶3克，麦门冬（去心）4克，杏仁（去皮尖炒）2克，枇杷叶（刷去毛，涂蜜炙黄1片）3克。

【用法】水一碗，煎六分，频频滚热服（现代用法：水煎，频频热服）。

【功用】清燥润肺，养阴益气。

【主治】温燥伤肺，气阴两伤证，头痛身热，干咳无痰，气逆而喘，咽喉干燥，口渴鼻燥，胸膈满闷，舌干少苔，脉虚大而数。

【方解】本方所主系燥热伤肺之重证。秋令气候干燥，燥热伤肺，肺合皮毛，故头痛身热，肺为热灼，气阴两伤，失其清肃润降之常，故干咳无痰，气逆而喘，咽喉干燥，口渴鼻燥，治宜清燥热，养气阴，以清金保肺立法。方中重用桑叶质轻性寒，清透肺中燥热之邪，为君药。温燥犯肺，温者属热宜清，燥胜则干宜润，故用石膏辛甘而寒，清泄肺热；麦冬甘寒，养阴润肺，共为臣药。《难经·第十四难》说"损其肺者益其气"，而胃土又为肺金之母，故用甘草培土生金，人参益胃津，养肺气；麻仁、阿胶养阴润肺，肺得滋润，则治节有权；《素问·藏气法时论》说"肺苦气上逆，急食苦以泄之"，故用杏仁、枇杷叶之苦，降泄肺气，以上均为佐药。甘草兼能调和诸药，以为使药。如此，则肺金之燥热得以清宣，肺气之上逆得以肃降，则燥热伤肺诸症自除，故名之曰"清燥救肺"。

【临床应用】

1. 用方要点：身热，干咳无痰，气逆而喘，舌红少苔，脉虚大而数。

2. 随症加减：若痰多，加川贝、瓜蒌以润燥化痰；热甚者，加羚羊角、水牛角以清热凉血。

3. 现代应用：本方常用于肺炎、支气管哮喘、急慢性支气管炎、支气管扩张、肺癌等属燥热犯肺、气阴两伤者。

清骨散

【来源】《证治准绳》

【组成】银柴胡 5 克，胡黄连、秦艽、鳖甲、地骨皮、青蒿、知母各 3 克，甘草 2 克。

【用法】水煎服，或研末，每日 3 次，每次 9 克，冲服。

【功用】清虚热，退骨蒸。

【主治】肝肾阴虚，虚火内扰证。骨蒸潮热，或低热日久不退，形瘦盗汗，两颊潮红，手足心热，舌红少苔，脉细数。

【方解】本方证由肝肾阴虚、虚火内扰所致，治以清虚热为主，佐以滋阴。方中银柴胡味甘苦性微寒，直入阴分而清热凉血，善退虚劳骨蒸之热而无苦燥之弊，为君药。知母泻火滋阴以退虚热，胡黄连入血分而清虚热，地骨皮凉血而退有汗之骨蒸，三药俱入阴退虚火，以助银柴胡清骨蒸劳热，共为臣药。秦艽、青蒿皆辛散透热之品，清虚热并透伏热使从外解；鳖甲咸寒，既滋阴潜阳，又引药入阴分，为治疗虚热之常用药，同为佐药。使以甘草，调和诸药，并防苦寒药物损伤胃气。本方集大队退热除蒸药于一方，重在清透伏热以治标，兼顾滋养阴液以治本，共收退热除蒸之效。

【临床应用】

1. 用方要点：骨蒸潮热，形瘦盗汗，舌红少苔，脉细数。

2. 随症加减：若血虚，加当归、白芍、生地以益阴养血；嗽多者，加阿胶、麦门冬、五味子以益阴润肺止咳。

3. 现代应用：本方常用于结核病，或其他慢性消耗性疾病的发热骨蒸属阴虚内热者。

清金益气汤

【来源】《医学衷中参西录》

【组成】生黄芪 9 克，生地黄 15 克，知母 9 克，粉甘草 9 克，玄参 9 克，沙参 9 克，川贝母去心 6 克，牛蒡子（炒捣）9 克。

【用法】水煎服。

【主治】虚羸少气，劳热咳嗽，肺痿失音，频吐痰涎等一切肺金虚损之症。

【方解】方中生黄芪与生地黄为君，大补气阴；知母清肺降火，滋阴润肺为臣；玄参、沙参清肺生津，滋阴润燥；川贝母苦寒，清热散结，化痰止咳润肺共为佐药；牛蒡子清肺止咳，甘草调和诸药，共为使药。各药合用，益气阴，清热毒，治疗肺痿证。

【临床应用】

1. 用方要点：骨蒸潮热，形瘦盗汗，舌红少苔，脉细数。

2. 现代应用：本方常用于结核病，或其他慢性消耗性疾病的发热骨蒸属阴虚内热者。

紫菀散

【来源】《医心方》

【组成】人参、桔梗、茯苓各 3 克，阿胶（炒）、甘草、紫菀各 1.5 克，知母、贝母各 4.5 克，五味子 15 粒。

【用法】水煎服。

【主治】肺痿唾脓血腥臭，连嗽不止，渐将羸瘦，形容枯悴，舌红少苔，脉细弱。

【方解】

1.《医方集解》：此手太阴药也，劳而久嗽，肺虚可知，即有热证，皆虚火也。紫菀散以保肺为君，故用紫菀、阿胶二药润肺补虚，消痰止嗽；清火为臣，故用知母、贝母二药辛寒润燥消痰；以参、苓为佐者，扶土所以生金；以甘、桔为使者，载药上行脾肺，桔梗载诸药上行而能清肺，甘草辅人参补脾；五味子滋肾家不足之水，收肺家耗散之金，久嗽者所必收也。

2.《血证论》：取参、草、胶、菀以滋补肺阴，又用知母以清其火，五味以敛其气，桔梗、贝母、茯苓以利其痰。火、气、痰三者俱顺，则肺愈受其益，此较保和汤、救肺汤又在不清不浊之间，用方者随其择其。

【临床应用】

1. 用方要点：唾脓血腥臭，渐将羸瘦，舌红少苔，脉细弱。

2. 现代应用：本方常用于肺炎、支气管哮喘、急慢性支气管炎、支气管扩张、肺癌等

薏苡仁散

【来源】《保命歌括》

【组成】薏苡仁、百部、黄芪（蜜炙）、麦门冬、当归身、白芍、黄芩（酒炒）、人参（去芦）、桑白皮各等分，五味子10粒。

【用法】上㕮咀。加生姜3片，水2盏煎服。

【主治】肺痿唾脓血腥臭，咳嗽不止，形体羸瘦，形容枯悴，舌红少苔，脉细弱。

【临床应用】

1. 用方要点：唾脓血腥臭，形体羸瘦，舌红少苔，脉细弱。

2. 现代应用：本方常用于肺炎、支气管哮喘、急慢性支气管炎、支气管扩张、肺癌等属肺痿之气阴耗伤者。

金水六君煎

【来源】《景岳全书》

【组成】当归6克，熟地9～15克，陈皮4.5克，半夏6克，茯苓6克，炙甘草3克。

【用法】用水400毫升，加生姜3～7片，煎至280毫升或320毫升，空腹时温服。

【功用】养阴化痰。

【主治】肺肾虚寒，水泛为痰，或年迈阴虚，血气不足，外受风寒，咳嗽呕恶，喘逆多痰。

【临床应用】

1. 用方要点：咳嗽气喘，呻吟不已。咯痰不爽，颇有气机欲室之状。脉细弱而虚，舌苔微白而腻。

2. 随症加减：如大便不实而多湿者，去当归，加山药；如痰盛气滞，胸胁不快者，加白芥子2.1～2.8克；如阴寒盛而嗽不愈者，加细辛1.5～2.1克；如兼表邪寒热者，加柴胡3～6克。

3. 现代应用：本方常用于支气管哮喘、浸润型肺结核、肺气肿。

黄连阿胶汤

【来源】《伤寒论》

【组成】黄连 60 克，黄芩 30 克，芍药 30 克，鸡子黄 2 枚，阿胶 45 克。

【用法】上 5 味，以水 6 升，先煮 3 物，取 2 升，去滓；内胶烊尽，小冷。内鸡子黄，搅令相得，温服 7 合，日 3 服（现代用法：水煎，阿胶烊化兑入药汤，待药汁稍凉时，兑入鸡子黄）。

【功用】扶阴散热，降火引元。

【主治】少阴病，心中烦，不得卧；邪火内攻，热伤阴血，下利脓血。

【方解】阳有余，以苦除之，黄连、黄芩之苦以除热；阴不足，以甘补之，鸡子黄、阿胶之甘以补血；酸，收也，泄也，芍药之酸，收阴气而泄邪热也。阿胶滋肾水以上潮，鸡子黄养心宁神，白芍和营敛阴，白芍配芩连酸苦涌泄以泻火，与鸡子黄、阿胶相伍，酸甘化阴以滋阴，少佐肉桂引火归原。

【临床应用】

用方要点：邪火伤阴，津枯燥热，心胸烦悸，夜睡不宁，身痒面赤，舌红苔净，脉浮细数等证者。

百合固金汤

【来源】《慎斋遗书》

【组成】熟地、生地、归身各 9 克，白芍 6 克，甘草 3 克，桔梗 6 克，玄参 3 克，贝母 6 克，麦冬 9 克，百合

12 克。

【用法】水煎服。

【功用】滋养肺肾，止咳化痰。

【主治】肺肾阴亏，虚火上炎证。咳痰带血，咽喉燥痛，手足心热，骨蒸盗汗，舌红少苔，脉细数。

【方解】本方证由肺肾阴亏所致，治宜滋养肺肾之阴血，兼以清热化痰止咳，以图标本兼顾。方中百合甘苦微寒，滋阴清热，润肺止咳；生地、熟地并用，滋肾壮水，其中生地兼能凉血止血。三药相伍，为润肺滋肾、金水并补的常用组合，共为君药。麦冬甘寒，协百合以滋阴清热，润肺止咳；玄参咸寒，助二地滋阴壮水，以清虚火，兼利咽喉，共为臣药。当归治咳逆上气，伍白芍以养血和血；贝母清热润肺，化痰止咳，俱为佐药；桔梗宣肺利咽，化痰散结，并载药上行；生甘草清热泻火，调和诸药，共为佐使药。

本方配伍特点：一为滋肾保肺，金水并调，尤以润肺止咳为主；二为滋养之中兼以凉血止血，宣肺化痰，标本兼顾但以治本为主。本方以百合润肺为主，服后使阴血渐复、虚火自清、痰化咳止，以达固护肺阴之目的。

【临床运用】

1. 用方要点：咳嗽气喘，咽喉燥痛，舌红少苔，脉细数。

2. 随症加减：若痰多而色黄者，加胆南星、黄芩、瓜蒌皮以清肺化痰；若咳喘甚者，可加杏仁、五味子、款冬花以止咳平喘；若咳血重者，可去桔梗之升提，加白及、白茅根、仙鹤草以止血。

3. 现代应用：本方常用于肺结核、慢性支气管炎、支气管扩张咯血、慢性咽喉炎、自发性气胸等属肺肾阴虚，虚火上炎者。

竹叶石膏汤

【来源】《伤寒论》

【组成】竹叶6克，石膏50克，半夏9克，麦门冬20克，人参6克，粳米10克，甘草6克。

【用法】上7味，以水1斗，煮取6升，去滓，内粳米，煮米熟汤成去米，温服1升，日3服。

【功用】清热生津，益气和胃。

【主治】伤寒、温病、暑病余热未清，气津两伤证。身热多汗，心胸烦闷，气逆欲呕，口干喜饮，或虚烦不寐，舌红苔少，脉虚数。本方常用于流脑后期、夏季热、中暑等属余热未清，气津两伤者。糖尿病的干渴多饮属胃热阴伤者，亦可应用。

【方解】方中竹叶、石膏清热除烦为君，人参、麦冬益气养阴为臣，半夏降逆止呕为佐，甘草、粳米调养胃气为使。诸药合用，使热祛烦除，气复津生，胃气调和，诸症自愈。

本方配伍特点：全方清热与益气养阴并用，祛邪扶正兼顾，清而不寒，补而不滞。

【临床应用】

使用注意：本方清凉质润，如内有痰湿，或阳虚发热，均应忌用。

第六节 肺痈方剂

加味桔梗汤

【来源】《医学心悟》

【组成】桔梗去芦 2.4 克，白及 2.4 克，橘红 2.4 克，甜葶苈（微炒）2.4 克，甘草节 4.5 克，贝母 4.5 克，苡仁 15 克，金银花 15 克。

【功用】排脓解毒。

【用法】水煎服。

【主治】肺痈。

【临床运用】

随症加减：初起，加荆芥、防风各 3 克；溃后，加人参、黄芪各 3 克。

如金解毒散

【来源】《痈疽神秘验方》

【组成】桔梗 6 克，甘草 9 克，黄连 4 克，黄芩 4 克，黄柏 4 克，山栀（炒）4 克。

【用法】水 2 盅，煎至 8 分，作 10 余次呷之，不可急服。

【功用】降火解毒。

【主治】肺痈，发热烦渴，脉洪大。

【方解】桔梗为君药，宣肺祛痰排脓；黄芩、黄连、黄柏为臣药，清肺解毒；山栀子为佐药，助清热解毒之功；甘草为使药，调和诸药，全方共奏降火解毒之功效。

【临床运用】

用方要点：发热烦渴，脉洪大。

血府逐瘀汤

【来源】《医林改错》

【组成】 当归9克，生地黄9克，桃仁12克，红花9克，枳壳6克，赤芍6克，川芎5克，柴胡3克，桔梗5克，牛膝9克，甘草3克。

【用法】 水煎服。

【功用】 活血祛瘀，行气止痛。

【主治】 胸中血瘀证，症见胸痛、头痛、日久不愈，痛如针刺而有定处，咯吐脓血痰或呃逆日久不止，或内热烦闷、心悸失眠、入暮渐热。舌质暗红，有瘀斑或瘀点，脉涩或弦紧。

【方解】 方中桃仁破血行滞而润燥，红花活血祛瘀以止痛，共为君药。赤芍、川芎助君药活血祛瘀，牛膝活血通经，祛瘀止痛，引血下行，共为臣药。生地、当归养血益阴，清热活血；桔梗、枳壳，一升一降，宽胸行气；柴胡疏肝解郁，升达清阳，理气行滞，使气行则血行，以上均为佐药。桔梗并能载药上行，兼有使药用。甘草调和诸药，亦为使药。

本方配伍特点：一为活血与行气相伍，既行血分瘀滞，又解气分郁结；二是祛瘀与养血同施，则活血而无耗血之虑，行气又无伤阴之弊；三为升降兼顾，既能升达清阳，又能降泄下行，使气血和调。合而用之，使血活瘀化气行，则诸症可愈，为治胸中血瘀证之良方。

【临床运用】

1. 用方要点：胸痛，头痛，痛有定处，咯吐脓血痰，舌暗红或有瘀斑，脉涩或弦紧。

2. 随症加减：若瘀痛入络，可加全蝎、穿山甲、地龙、三棱、莪术等以破血通络止痛；气机郁滞较重，加川楝子、香附等以疏肝理气止痛；血瘀经闭、痛经者，可用本方去桔梗，加香附、益母草等以活血调经止痛；胁下有痞块，属血瘀者，可酌加丹参、郁金等活血破瘀。

3. 使用注意：因本方中活血祛瘀药较多，故孕妇忌用。

4. 现代应用：本方常用于支气管炎、肺炎、冠心病心绞痛、风湿性心脏病、胸部挫伤及肋软骨炎之胸痛，以及脑血栓形成、高血压病、高脂血症、血栓闭塞性脉管炎、神经官能症、脑震荡后遗症之头痛、头晕等属于瘀阻气滞者。

苇茎汤

【来源】《外台秘要》引《古今录验方》

【组成】 苇茎 60 克，薏苡仁 30 克，瓜瓣 24 克，桃仁 9 克。

【用法】 研末，内苇汁中，煮取 2 升，服 1 升，再服，当吐如脓（现代用法：水煎服）。

【功用】 清肺化痰，逐瘀排脓。

【主治】 肺痈，热毒壅滞，痰瘀互结证。身有微热，咳嗽痰多，甚则咳吐腥臭脓血，胸中隐隐作痛，舌红苔黄腻，脉滑数。

【方解】 本方所治之肺痈是由热毒壅肺，痰瘀互结所致。痰热壅肺，气失清肃则咳嗽痰多，《内经》说"热盛则肉腐，肉腐则成脓"，邪热犯肺，伤及血脉，致热壅血瘀，若久不消散则血败肉腐，乃成肺痈；痈脓溃破，借口咽而出，故咳吐腥臭黄痰脓血；痰热瘀血，互阻胸中，因而胸中隐痛；舌红苔黄腻，脉滑数皆痰热内盛之象。治当清肺化痰，逐瘀排脓。方中苇茎甘寒轻浮，善清肺热，《本经逢原》谓"专于利窍，善治肺痈，吐脓血臭痰"，为肺痈必用之品，故用以为君。瓜瓣清热化痰，利湿排脓，能清上彻下，肃降肺气，与苇茎配合则清肺宣壅，涤痰排脓；薏苡仁甘淡微寒，上清肺热而排脓，下利肠胃而渗湿，二者共为臣药。桃仁活血逐瘀，可助消痈，是为佐药。方仅四药，结构严谨，药性平和，共具清热化痰、逐瘀排脓之效。

【临床运用】

1. 用方要点：胸痛，咳嗽，吐腥臭痰或吐脓血，舌红苔黄腻，脉数。

2. 随症加减：若肺痈脓未成者，宜加金银花、鱼腥草以增强清热解毒之功；脓已成者，可加桔梗、生甘草、贝母以增强化痰排脓之效。

3. 现代应用：本方常用于肺脓肿、大叶性肺炎、支气管炎、百日咳等属于肺热痰瘀互结者。

沙参清肺汤

【来源】《家庭治病新书》

【组成】沙参5克，桑白皮5克，知母5克，地骨皮10克，阿胶4克，罂粟壳4克，杏仁6克，乌梅5克，生甘草3克。

【用法】大枣为引，水煎服。

【功用】养阴补肺。

【主治】哮喘，肺痈恢复期，症见咳嗽、胸痛、发热、咯吐腥臭浊痰，甚则脓血，舌红少苔，脉细数。

【临床运用】

1. 用方要点：咳嗽、胸痛、咯吐腥臭浊痰，甚则脓血，舌红少苔，脉细数。

2. 现代应用：本方常用于肺脓肿、大叶性肺炎、支气管炎、百日咳等属于肺热痰瘀互结的恢复期患者。

补肺汤

【来源】《备急千金要方》

【组成】黄芪 30 克，甘草、钟乳、人参各 12 克，桂心、干地黄、茯苓、白石英、厚朴、桑白皮、干姜、紫菀、橘皮、当归、五味子、远志、麦门冬各 15 克，大枣 20 枚。

【用法】上 18 味，咬咀，以水 1.5 升，煮取 500 毫升，分 5 次服，日 3 夜 2 服。

【功用】补肺益肾，清火化痰。

【主治】肺气不足，逆满上气，咽中闷塞，短气，寒从背起，口中如含霜雪，言语失声，甚则吐脓血者。

【临床运用】

1. 用方要点：逆满上气，短气，咯吐腥臭浊痰，甚则脓血，舌红，脉数。

2. 现代应用：本方常用于肺脓肿、大叶性肺炎、支气管炎、百日咳等属于痰火郁结兼有肺气不足者。

复方鱼桔汤

【来源】 上海市第七人民医院叶景华方

【组成】 鱼腥草 30 克，桔梗 8 克，黄连 5 克，黄芩 10 克，金银花 30 克，甘草 4 克，桃仁 10 克，象贝母 10 克，冬瓜仁 15 克，生苡仁 15 克。

【用法】 水煎服。

【功用】 清热解毒，泻肺化痰。

【主治】 各种类型肺炎的邪毒热盛期，症见咳嗽痰多，甚则咳吐腥臭脓血，胸中隐隐作痛，舌红苔黄腻，脉滑数。

【方解】 该方用鱼腥草、黄连、金银花、黄芩以清热解毒，用桔梗、冬瓜仁、生苡仁、象贝母以祛痰排脓。鱼腥草和桔梗是治疗肺脓肿的要药，明代缪希雍《神农本草经疏》谓"鱼腥草能治痰热壅肺，发为肺痈吐脓血之要药"，桔梗治肺痈，《金匮要略》中有桔梗汤。鱼腥草配桔梗具有清热解毒祛痰排脓之功，但单方药力不够，故参照张景岳的如金解毒散，加黄连、黄芩等清热解毒之品和千金苇茎汤的冬瓜仁、米仁、桃仁等祛痰排脓品以增强药力，再结合辨证加减经临床观察对肺脓肿有显著疗效。

【临床运用】

1. 用方要点：咳嗽痰多，甚则咳吐腥臭脓血，舌红苔黄腻，脉滑数。

2. 随症加减：高热持续不退加大青叶 30 克，生石膏 30 克；大便秘结加生大黄（后下）10 克，病重日服 2 剂；若病初起有表证则宜先辛凉清解，以银翘散为主；当病势渐退，症状渐好转，治以扶正清肺为主；偏阴虚者选用北沙参

10 克，麦冬 10 克，地骨皮 12 克，黄芩 10 克，甘草 4 克，鱼腥草 30 克，桑白皮 12 克；偏于气虚以太子参 15 克，黄芪 15 克，白术 10 克，甘草 4 克，陈皮 10 克，半夏 10 克，鱼腥草 20 克，生苡仁 15 克，炙紫菀 10 克；肺部炎症消散缓者，加丹皮 10 克，赤芍 10 克，桃仁 10 克，红花 5 克。

3. 现代应用：本方用于各种类型肺炎的邪毒热盛期。

4. 历代名家的应用经验

上海市第七人民医院叶景华善用本方治疗各种类型肺炎的邪毒热盛期。

肺痈汤

【来源】《脉证正宗》

【组成】当归 6 克，白芍 3 克，天冬 6 克，阿胶 3 克，苡仁 3 克，银花 3 克，连翘 2.4 克，桔梗 2.4 克。

【用法】水煎服。

【主治】肺痈，症见咳嗽痰多，甚则咳吐腥臭脓血，胸中隐隐作痛，舌红苔黄腻，脉滑数。

【临床运用】

1. 用方要点：咳嗽痰多，甚则咳吐腥臭脓血，舌红苔黄，脉滑数或虚数。

2. 现代应用：本方常用于肺脓肿、大叶性肺炎、支气管炎、百日咳等属于痰火郁结兼有肺阴不足者。

桑白皮汤

【来源】《古今医统》卷四十四引《医林》

【组成】桑白皮、半夏、苏子、杏仁、贝母、山栀、黄

芩、黄连各 2.4 克

【用法】上药用水 400 毫升，加生姜 3 片，煎至 320 毫升，口服。

【功用】清肺降气、化痰止嗽。

【主治】肺经热甚之肺痈，症见身有微热，咳嗽痰多，甚则咳吐腥臭脓血，胸中隐隐作痛，舌红苔黄腻，脉滑数。

【方解】本方清热肃肺化痰，方用桑白皮、黄芩、黄连、栀子以清泻肺热，贝母、杏仁、苏子、半夏降气化痰。诸药合用，共奏清肺降气，化痰止嗽之功，用于肺经热甚之肺痈证。

【临床运用】

1. 用方要点：咳嗽痰多，甚则咳吐腥臭脓血，舌红苔黄腻，脉滑数。

2. 现代应用：本方常用于肺脓肿、大叶性肺炎、支气管炎、百日咳等属于肺经热甚者。

桔梗汤

【来源】《伤寒论》

【组成】桔梗 30 克，甘草 60 克。

【用法】上二味，以水 300 毫升，煮取 210 毫升，去滓，分 2 次温服。

【功用】清热解毒，消肿排脓。

【主治】少阴客热咽痛证及肺痈溃脓，症见吐脓血，腥臭胸痛，气喘身热，烦渴喜饮，舌红苔黄，脉滑数。

【方解】本方所治之证，责于少阴客热，其热循经上扰咽喉，因而发生咽痛；客热犯肺，热盛则肉腐化脓，而为肺痈。方中甘草生用以清热解毒，配以桔梗，辛开散结利咽，宣肺化痰排脓。二药合用，则客热得除，咽痛自止，且能排脓去腐。

【临床运用】

1. 用方要点：吐脓血，腥臭胸痛，气喘身热，烦渴，舌红苔黄，脉象滑数。

2. 现代应用：本方常用于肺脓肿、大叶性肺炎、支气管炎、百日咳等属于风热郁遏于肺之肺痈吐脓者。

黄昏汤

【来源】《备急千金要方》

【组成】黄昏（即合欢皮）手掌大 1 片。

【用法】以水 600 毫升，煮取 200 毫升，分作 2 服。

【主治】肺痈，症见咳有微热，烦满，胸心甲错。

【方解】《千金方衍义》："合欢属土与水，补阴之功最捷。其干相着即黏合不解，故治肺痈溃后长肺之要药。一名合昏，又名黄昏，宁无顾名思义之意存焉。"

【临床运用】

1. 用方要点：咳有微热，烦满，胸心甲错。

2. 现代应用：本方常用于肺脓肿、大叶性肺炎、支气管炎、百日咳等属于肺痈溃后期者。

银翘散

【来源】《温病条辨》

【组成】连翘 30 克，银花 30 克，苦桔梗 18 克，薄荷 18 克，竹叶 12 克，生甘草 15 克，荆芥穗 12 克，淡豆豉 15 克，牛蒡子18克。

【用法】 上杵为散，每服18克，鲜苇根汤煎，香气大出，即取服，勿过煮。肺药取轻清，过煮则味厚而入中焦矣。病重者，约2时1服，日3服，夜1服；轻者3时1服，日2服，夜1服，病不解者，作再服（现代用法：加入芦根适量，水煎服，用量按原方比例酌情增减）。

【功用】 辛凉透表，清热解毒。

【主治】 温病初起。发热，微恶风寒，无汗或有汗不畅，头痛口渴，咳嗽咽痛，舌尖红，苔薄白或薄黄，脉浮数。

【方解】 温病初起之证，治宜辛凉透表，清热解毒。方中银花、连翘气味芳香，既能疏散风热，清热解毒，又可辟秽化浊，在透散卫分表邪的同时，兼顾了温热病邪易蕴结成毒及多夹秽浊之气的特点，故重用为君药。薄荷、牛蒡子辛凉，疏散风热，清利头目，且可解毒利咽；荆芥穗、淡豆豉辛而微温，解表散邪，此二者虽属辛温，但辛而不烈，温而不燥，配入辛凉解表方中，增强辛散透表之力，是为去性取用之法，以上四药俱为臣药。芦根、竹叶清热生津，桔梗开宣肺气而止咳利咽，同为佐药。甘草既可调和药性，护胃安中，又合桔梗利咽止咳，是属佐使之用。本方所用药物均系清轻之品，加之用法强调"香气大出，即取服，勿过煎"，体现了吴氏"治上焦如羽，非轻莫举"的用药原则。

本方配伍特点：一是辛凉之中配伍少量辛温之品，既有利于透邪，又不悖辛凉之旨。二是疏散风邪与清热解毒相配，具有外散风热、内清热毒之功，构成疏清兼顾，以疏为主之剂。

【临床运用】

1. 用方要点：发热，微恶寒，咳嗽咽痛，口渴，脉浮数。

2. 随症加减：若胸膈闷者，加藿香 3 钱，郁金 3 钱，护膻中；渴甚者，加花粉，清热生津；项肿咽痛者，加马勃、玄参，清热解毒；衄者，去荆芥、豆豉，因其辛温发散而动血，加白茅根 9 克，侧柏炭 9 克，栀子炭 9 克，清热凉血以止衄；咳者，加杏仁，利肺气。二三日病犹在肺，热渐入里，加细生地，麦冬，保津液；再不解，或小便短者，加知母、黄芩、栀子之苦寒，与麦、地之甘寒，合化阴气而治热淫所胜。

3. 使用注意：凡外感风寒及湿热病初起者禁用，因方中药物多为芳香轻宣之品，不宜久煎。

4. 现代应用：临床用于流行性感冒、流行性腮腺炎、扁桃体炎、急性上呼吸道感染有很好疗效，还常用于乙型脑炎、流行性脑脊髓膜炎、咽炎、咽峡疱疹、麻疹、肺炎、药物性皮炎、小儿湿疹、产褥感染等病属中医风热表证者。

葶苈大枣泻肺汤

【来源】《金匮要略》

【组成】 葶苈子 9 克，大枣 4 枚。

【用法】 上药先以水 3 升煮枣，取 2 升，去枣，纳葶苈，煮取 1 升，顿服。

【功用】 泻肺行水，下气平喘。

【主治】 痰水壅实之咳喘胸满。

【方解】 方中葶苈子苦寒沉降，泻肺气而利水，祛痰定喘。大枣甘缓补中，补脾养心，缓和药性；二药合用，以大枣之甘缓，挽葶苈子性急泻肺下降之势，防其泻力太过，共奏泻痰行水、下气平喘之功。主治痰涎壅滞，肺气闭阻，咳嗽痰喘，喉中有痰声如曳锯状，甚则咳逆上气不得卧，面目浮肿，小便不利等病症。

【临床应用】

1. 用方要点：喉中有痰声如曳锯状，甚则咳逆上气不得卧，面目浮肿，小便不利。

2. 现代应用：本方可用于慢性气管炎、支气管哮喘、肺气肿、肺心病等属痰水壅实者。

犀黄丸

【来源】《外科全生集》

【组成】 牛黄 0.9 克，乳香（去油）、没药（去油）各 30 克（研极细末），麝香 4.5 克，黄米饭 30 克。

【用法】 上药，用黄米饭捣烂为丸，忌火烘，晒干，每用陈酒送下 9 克。患生上部，临卧时服，患生下部，空腹时服。

【功用】 清热解毒，化痰散结，活血消肿，祛瘀止痛。

【主治】 痰核、流注、肺痈。

【方解】 方中犀黄清热解毒，化痰散结；麝香开经络，行气滞，散瘀血，消痈疽肿毒；乳香、没药活血祛瘀，消肿定痛；黄米饭调养胃气，以防诸药寒凉碍胃；以酒送服，是用其活血行血以加速药效。

【临床应用】

1. 用方要点：火郁、痰瘀、热毒壅滞而致咳嗽，痰多，身热，舌红，脉滑数。

2. 使用注意：本丸久服必损胃气，有虚火者不宜，肺痈万不可用。孕妇忌服，体弱者慎用。

3. 现代应用：现用于淋巴结炎、乳腺囊性增生、乳腺癌、多发性脓肿。

苇茎芩草汤

【来源】由千金苇茎汤（《金匮要略·肺痿肺痈咳嗽上气篇·附方》）加减而来

【组成】苇茎、生苡仁、鱼腥草各15克，冬瓜仁10克，桃仁、黄芩各6克。

【用法】水煎服，1日1剂。

【功用】清热泻肺，化痰止咳。

【主治】肺痈，热毒壅滞，痰瘀互结证。身有微热，咳嗽痰多，甚则咳吐腥臭脓血，胸中隐隐作痛，舌红苔黄腻，脉滑数。

【方解】本方所治之肺痈是由热毒壅肺，痰瘀互结所致。痰热壅肺，气失清肃则咳嗽痰多；《内经》说"热盛则肉腐，肉腐则成脓"，邪热犯肺，伤及血脉，致热壅血瘀，若久不消散则血败肉腐，乃成肺痈；痈脓溃破，借口咽而出，故咳吐腥臭黄痰脓血；痰热瘀血，互阻胸中，因而胸中隐痛；舌红苔黄腻，脉滑数皆痰热内盛之象，治当清肺化痰，逐瘀排脓。方中苇茎甘寒轻浮，善清肺热，《本经逢原》谓"专于利窍，善治肺痈，吐脓血臭痰"，为肺痈必用之品，故用以为君。冬瓜仁清热化痰，利湿排脓，能清上彻下，肃降肺气，与苇茎配合则清肺宣壅，涤痰排脓；薏苡仁甘淡微寒，上清肺热而排脓，下利肠胃而渗湿。鱼腥草、黄芩共入肺经，清热、解毒、化痰力强，合君药共奏清热解毒化痰排脓之效，四者共为臣药。桃仁活血逐瘀，可助消痈，是为佐药。方仅六药，结构严谨，共具清热化痰、逐瘀排脓之效。

【临床应用】

1. 使用注意：现在多用芦根来代替苇茎。

2. 随症加减：若肺痈脓未成者，宜加金银花以增强清热解毒之功；脓已成者，可加桔梗、生甘草、贝母以增强化痰排脓之效。

3. 现代应用：现代常用于治疗胸膜炎恢复期。临床上还常用于肺脓肿、大叶性肺炎、支气管炎、百日咳等病症的治疗。

第七节　悬饮方剂

十枣汤

【来源】《伤寒论》

【组成】芫花、大戟、甘遂各等分。

【用法】散剂，装入胶囊，每服 1～2 克，每日 1 次，以大枣 10 枚煎汤送下，于清晨空腹服。

【功用】攻逐水饮。

【主治】

1. 悬饮：咳唾胸胁引痛，甚或胸背掣痛不得息，心下痞硬，干呕短气，头痛目眩，舌苔滑，脉沉弦。

2. 水肿：一身悉肿，尤以身半以下为重，腹胀喘满，二便不利，脉沉实。

【方解】本方所治悬饮、水肿皆因水饮壅盛，结实于里所致。胸胁为清旷之区，气机升降之道路。水饮停聚胸胁，阻滞气机，故胸胁疼痛，甚或胸背掣痛不得息；水饮迫肺，肺气不利，故咳唾短气；饮为阴邪，停留心下，胃失和降，则心下痞硬、干呕；饮邪阻遏清阳，故头痛目眩；饮邪结聚于里，故脉沉弦；水饮外溢肌肤，内壅脏腑，气机不畅，三焦阻滞，故一身悉肿、腹胀喘满、二便不利。水饮壅盛之实证，非一般化饮利水之法所能及，治宜攻逐水饮，使水饮速去。方中甘遂、大戟、芫花皆为攻逐水饮之品，其中甘遂善行经隧之水，大戟善泄脏腑之水，芫花善消胸胁之伏饮痰癖。三药峻猛有毒，易伤正气，故以大枣 10 枚煎汤送服，其意有三：一则缓和诸药之毒性，二则益气护胃，减少药后反应，使攻逐而不伤胃气，三则培土以制水。诸药相合，以成攻逐水饮之剂。

本方配伍特点：独重逐水峻剂，攻逐水饮；佐以甘缓之品，以益气护胃。

【临床应用】

1. 用方要点：咳唾胸胁引痛，或水肿胀满，二便不利，脉沉弦或沉实。

2. 使用注意：方中甘遂、大戟、芫花宜作散剂，不宜煎服。于清晨空腹服用，每日 1 次，且应从小量开始，不可多服，以免量大下多伤正。若服后下少，则次日逐渐加量，最大剂量一般不宜超过每次 3 克。服药得快利后，宜食糜粥以养胃，不可久服。本方攻逐之力峻猛，宜于正盛而邪实者。若体质虚弱者，用量宜酌减，且可与益气健脾和胃之剂交替使用，或先补后攻，或先攻后补，孕妇忌服。

3. 随症加减：痰浊偏盛，胸部满闷，舌苔浊腻者，加薤白、杏仁；如水饮久停难去，胸胁支满，弱、食少者，加桂枝、白术、甘草等通阳健脾化饮，不宜再峻攻；若见络气不和之候，同时配合理气和络之剂，以冀气行水行。

4. 现代应用：现代常用于治疗渗出性胸膜炎、肾炎水肿、肝硬化以及晚期血吸虫病所致的腹腔积液等属水饮内盛之里实证者。

【各家论述】

1.《内台方议》：下利呕逆者，里受邪也。若其人汗出，发作有时者，不恶寒，此表邪已解，但里未和。若心下痞硬满，引胁下痛，干呕、短气者，非为结胸，乃伏饮所结于里也。若无表证，亦必烈驶之剂泄之乃已，故用芫花为君，破饮逐水，甘遂、大戟为臣，佐之以大枣，以益脾而胜水为使。经曰：辛以散之者，芫花之辛，散其伏饮。苦以泄之者，以甘遂、大戟之苦，以泄其水，甘以缓之者，以大枣之甘，益脾而缓其中也。

2.《伤寒附翼》：仲景利水之剂种种不同，此其最峻者也。凡水气为患，或喘或咳，或利或吐，或吐或利而无汗，病一处而已。此则外走皮毛而汗出，内走咽喉而呕逆，下走肠胃而下利。水邪之泛溢者，既浩浩莫御矣，且头痛短气，心腹胁下皆痞硬满痛，是水邪尚留结于中；三焦升降之气，拒隔而难通也。表邪已罢，非汗散所宜；里邪充斥，又非渗泄之品所能治，非选利水之至锐者以直折之，中气不支，亡可立待矣。甘遂、芫花、大戟，皆辛苦气寒，而秉性最毒，并举而任之，气同味合，相须相济，决渎而大下，一举而水患可平矣。然邪之所凑，其气已虚，而毒药攻邪，脾胃必弱，使无健脾调胃之品主宰其间，邪气尽而元气亦随之尽，故选枣之大肥者为君，预培脾土之虚，且制水势之横，又和诸药之毒，既不使邪气之盛而不制，又不使元气之虚而不支，此仲景立法之尽善也。用者拘于甘能缓中之说，岂知五行承制之理乎？

七味都气丸

【来源】清代杨乘六辑《医宗己任编》

【组成】五味子（制）150 克，山茱萸（制）200 克，茯苓 150 克，牡丹皮 150 克，熟地黄 400 克，山药 200 克，泽泻 150 克。

【用法】口服，一次 9 克，一日 2 次。

【功用】补肾纳气，涩精止遗。

【主治】肾虚不能纳气，呼多吸少，喘促胸闷，久咳咽干气短，遗精盗汗，小便频数。

【方解】本方由六味地黄丸加五味子而成，方中六味地黄丸补益肝肾，五味子补肾纳气，涩精止遗。敛肺止咳。

【临床应用】

1. 喘证：证属肾阴不足，肾不纳气，症见呼吸喘促，呼多吸少，动则尤甚，伴腰膝酸软，头晕耳鸣，口干咽燥，潮热盗汗，舌红少苔，脉虚大或细数无力。

2. 咳嗽：证属肾阴不足，症见咳而短气，咳声低微，痰少黏稠，伴腰膝酸软，头晕耳鸣，口干咽燥，潮热盗汗。

3. 遗精：证属阴虚火旺，精窍被扰，封藏失职，症见心烦少寐，寐则梦遗，心悸健忘，腰酸膝软，烦热口干，舌红脉细数。

【使用注意】 外感咳嗽、气喘者忌服。

【现代应用】 ①有抗低温、抗疲劳、耐缺氧、促进皮质激素样作用。②能提高血清干扰素水平，对中枢神经系统有兴奋作用，能改善动物神经系统及性腺功能障碍，使红细胞糖代谢恢复正常，提高血糖及血乳酸的水平。

中军候黑丸

【来源】 《备急千金要方》

【组成】 芫花3两，巴豆8分，杏仁5分，桂心、桔梗各4分。

【用法】 研末，炼蜜为丸，如胡豆大，日服3丸，温水服用。

【功用】 宣肺散结，化痰逐饮。

【主治】 癖饮停结，满闷目暗。

【方解】 芫花，辛苦，温，有毒，泻水逐饮，行气通脉，解毒消肿。桂心苦辛补阳，活血。二者相配，通阳散结逐饮。巴豆，辛，热，有毒，入胃、肺、大肠经，峻下寒积，通关窍，逐痰，行水，杀虫，与杏仁相配，温寒逐水。桔梗性平，味苦、辛，宣肺、利咽、祛痰、排脓。众药相配，共奏宣肺散结、化痰逐饮之效。

【临床应用】

1. 使用注意：芫花、巴豆有毒，力峻猛，中病即止，不可久服。

2. 现代应用：慢性支气管炎、支气管哮喘、渗出性胸膜炎、慢性胃炎、心力衰竭。

甘遂通结汤

【来源】《中西医结合治疗急腹症》

【组成】甘遂末0.6～1克（冲服），桃仁9克，木香9克，生牛膝9克，川朴15克，赤芍15克，大黄10～24克。

【用法】水煎服。

【功用】行气活血，逐水通下。

【主治】关格，用于瘀结型（肠腑湿阻），腹痛腹胀，呕吐，便秘，脘腹胀满，全腹拒按，水走肠间，辘辘有声（肠腔积液多），舌苔腻，脉弦滑。

【方解】甘遂末泻水逐饮，消肿散结。桃仁活血祛瘀，润肠通便，止咳平喘。木香行气止痛，调中导滞。生牛膝补肝肾，强筋骨，逐瘀通经，引血下行。川朴行气消积，燥湿除满，降逆平喘。赤芍清热凉血，散瘀止痛。大黄泻火解毒。众药相配，共奏行气活血、逐水通下之效。

【临床应用】

1. 使用注意：本方药性峻烈，非体壮邪实者禁用。

2. 现代应用：现代常用于治疗早期轻度肠扭转、早期肠套叠、病期长、膨胀明显的单纯性肠梗阻、嵌顿性腹外疝（尚无肠坏死）。

参苓白术散

【来源】《太平惠民和剂局方》

【组成】莲子肉9克，薏苡仁9克，砂仁6克，桔梗6克，白扁豆12克，茯苓15克，人参15克，炙甘草15克，白术15克，山药15克。

【用法】水煎服，或作散剂，每服6克，枣汤调下，小儿量岁数酌减。

【功用】益气健脾，渗湿止泻。

【主治】脾虚夹湿证。泄泻便溏，饮食不化，四肢乏力，形体消瘦，面色萎黄，胸脘痞闷，舌淡苔白腻，脉虚缓。

【方解】本方是为脾胃气虚，运化失司，湿浊内生之证而拟。脾虚生湿，湿浊下趋，注于大肠，故泄泻便溏；脾胃虚弱，纳运乏力，故饮食不化；气血乏源，肢体失于濡养，故四肢无力，形体消瘦，面色萎黄。舌淡、苔白腻、脉虚缓等皆为脾虚夹湿之象，治宜益气健脾，渗湿止泻。方中人参、白术、茯苓益气健脾，共为君药。配伍山药、莲子肉助君药健脾止泻，并用扁豆、薏苡仁助白术、茯苓以健脾助运，渗湿止泻，同为臣药。佐以砂仁化湿醒脾，行气和胃；桔梗开宣肺气，通利水道，并载诸药上行以益肺气；炙甘草益气和中，调和诸药，俱为佐药。大枣煎汤调药，亦助补益脾胃之功。诸药配伍，补中气，助脾运，渗湿浊，行气滞，恢复脾胃受纳与健运之职，则诸症自除。

本方为治疗脾虚夹湿证的代表方，临证亦可用于脾虚痰湿之咳嗽，体现"培土生金"之法。《古今医鉴》所载参苓白术散，较本方多陈皮一味，适用于脾胃气虚兼湿阻气滞者。

本方配伍特点：以补气健脾为主，祛湿止泻为辅，更兼桔梗载药上行，兼补肺气而为"培土生金"之剂。

【临床应用】

1. 用方要点：除脾胃气虚症状外，兼以泄泻，或咳嗽咯痰色白，舌苔白腻，脉虚缓。

2. 随症加减：若见中焦虚寒而腹痛喜得温按者，加干姜、肉桂等以温中祛寒止痛；若纳差食少者，加炒麦芽、炒山楂、炒神曲等以消食和胃；若咯痰色白量多者，加半夏、陈皮等以燥湿化痰。

3. 现代应用：现代常用于治疗慢性胃肠炎、贫血、肺结核、慢性支气管炎、慢性肾炎、妇女带下量多等属脾虚夹湿者。

宣清化饮汤

【来源】关强生验方［关强生. 宣清化饮汤治疗悬饮30例. 湖北中医杂志，1986，（3）：33］

【组成】全瓜蒌、葶苈子、滑石各20克，冬瓜仁、白茅根、薏苡仁各30克，茯苓15克，柴胡、杏仁、桔梗、枳壳各10克，鲜芦根60克。

【用法】水煎服，1日1剂，分3次温服。

【功用】宣肺化饮。

【主治】悬饮病饮停胸胁，肺气不宣者。

【方解】全瓜蒌宽胸理气，葶苈子泻水逐饮，效力峻猛，二者配合理气宽胸逐饮，通调三焦气机，共为君药。滑石、冬瓜仁、白茅根、薏苡仁、茯苓、鲜芦根清热利湿排脓，大量祛湿药使邪气有去路从小便而出，从而祛除痰饮的根源，共为臣药。柴胡、杏仁、桔梗、枳壳宣降肺气，使肺气通畅，恢复肺的宣发肃降功能，从而使肺的通调水道功能得以实施。全方配伍严谨，组方合理，最终使热去、肺宣、饮化。

【临床应用】

1. 随症加减：发热较高者加黄芩，大便干结加大黄，胸痛较重者，可加桃仁、玄胡。

2. 现代应用：结核性胸膜炎、胸膜积液者。

柴枳半夏汤

【来源】《医学入门》

【组成】 柴胡10克，干姜5克，半夏10克，黄芩10克，瓜蒌10克，枳壳12克，桔梗12克，赤芍12克，甘草6克，大枣5枚。

【用法】 水煎服。

【功用】 和解清热，宣肺利气，涤痰开结。

【主治】 用于悬饮初期出现寒热往来，身热弛张起伏，汗少或汗出热不解。干咳少痰，气急，胸胁刺痛，咳嗽或呼吸转侧加重。口苦咽干，舌苔薄白或薄黄，脉弦数。

【方解】 方中柴胡为少阳专药，轻清升散，清透少阳半表之邪，为君药。黄芩苦寒，清泄少阳半里之热，为臣药。配合柴胡，一散一清，共解少阳之邪；瓜蒌理气宽胸化痰，枳壳、桔梗一升一降宣降肺气，条达气机，共为臣药。赤芍活血化瘀，干姜温化痰饮，合瓜蒌加强祛痰开结之效；半夏和胃降逆，散结消痞，共为佐药。大枣、甘草益气扶正以祛邪，共为使药。诸药相合，共奏和解清热、宣肺利气、涤痰开结之效。

【临床应用】

1. 随症加减：如咳逆气急、胁痛加白芥子、桑白皮化痰利肺，胸胁痛剧者加延胡索、川楝子，热盛有汗，咳嗽气粗，去柴胡合麻杏石甘汤清热宣肺化痰。

2. 现代应用：运用柴枳半夏汤加减治疗儿童胃轻瘫综合征、功能性消化不良、溃疡样型功能性消化不良等病。

清热利水方

【来源】姜春华验方［戴克敏. 姜春华教授运用麻黄连翘赤小豆汤经验. 江苏中医杂志，1987，（9）：20］

【组成】金银花或蒲公英、连翘、鱼腥草各18克，丹皮、桑白皮、葶苈子、桔梗各9克，薏苡仁12克。

【用法】水煎服，1日1剂。

【功用】清热利水。

【主治】悬饮水热互结者。

【方解】金银花、蒲公英、连翘、鱼腥草清热解毒，丹皮清热凉血，桑白皮清热利水、薏苡仁利水渗湿，葶苈子泻肺逐水，共奏清热利水之效，桔梗理气载药上行是为引药。

【临床应用】

小儿急性肾炎。

葶苈三仁汤

【来源】《温病条辨》

【组成】葶苈子9克，连翘9克，杏仁9克，桔梗9克，白芥子9克，法半夏9克，大枣5枚，生姜3片，生甘草3克，芦根15克，薏苡米15克，冬瓜仁15克，瓜蒌仁15克。

【用法】水煎服，1日1剂。

【功用】宣肺化痰，化湿逐饮。

【主治】痰饮互结。

【方解】葶苈子泻肺逐水，利水消痰，行皮间水气而消肿，力峻猛，为君药。杏仁、桔梗一宣一降宣畅气机，肺气得宣，通调水道的功能得复。使痰饮的根源，水液的代谢恢复正常。白芥子祛皮里膜外之痰，半夏降气燥湿化痰，瓜蒌仁宽胸理气化痰与杏仁宣肺化痰，桔梗理气化痰五药共为臣药。与君药相合，共奏宣肺化痰之效。冬瓜仁化湿排脓，薏苡仁利水渗湿，芦根清热利水，共为佐药，助君药葶苈子利水化湿，使邪气从小便而去。方中葶苈子入肺泻气，开结利水，使肺气通利，痰水俱下，则喘可平，肿可退，但又恐其性猛力峻，故以大枣、甘草之甘温安中而缓和药力，使驱邪而不伤正。生姜性温，合半夏降气化痰，共为使药。纵观全方集宣肺、化痰、祛湿、扶正为一体，配方严谨，组方合理，临床效果显著，为治疗痰饮互结的有效方剂。

【临床应用】

1. 使用注意：杏仁用量不宜过大，常用量为 15 克，过量后易出现呼吸困难甚至窒息、死亡。

2. 现代应用：现代常用于治疗渗出性胸膜炎。

葶苈大枣泻肺汤

【来源】《金匮要略》卷上

【组成】葶苈（熬令黄色，捣丸，如弹子大），大枣12枚。

【用法】先以水3升，煮枣取2升，去枣，纳葶苈煮取1升，顿服。

【功用】宣肺蠲饮。

【主治】肺痈，喘不得卧；肺痈，胸满胀，一身面目浮肿，鼻塞，清涕出，不闻香臭酸辛，咳逆上气，喘鸣迫塞；支饮胸满者，舌苔白腻，脉弦沉。

【方解】方中葶苈子味苦性寒，专入肺经，开泻肺气，具有泻肺行水、下气消痰之功，恐其峻猛伤正，又佐以大枣甘缓安中补正，使泻肺不伤肺气。二味相伍，以收泻肺行水而正气不伤之功。本方总属泄肺之剂，既适用于肺痈未成或将成，又治支饮之饮实气壅者。

本方配伍特点：方中葶苈子泻肺降逆，利水消痰，行皮间水气而消肿。大枣补益中气，助脾益肺。

【临床应用】

1. 用方要点：常用于唾咳引痛，胸痛较初期减轻，但呼吸困难加重，咳逆气喘急促，不能平卧，或患侧卧位者。

2. 使用注意：若脓成里虚禁用。

3. 现代应用：大叶性肺炎、小叶性肺炎、急性支气管炎、肺脓肿、胸腔积液、肺源性心脏病。

【名家论述】

1.《千金方衍义》：肺痈已成，吐如米粥，浊垢壅遏清气之道，所以喘不得卧，鼻塞不闻香臭。故用葶苈破水泻肺，大枣护脾通津，乃泻肺而不伤脾之法，保全母气以为向后复长肺叶之根本。然肺胃素虚者，葶苈亦难轻试，不可不慎。

2.《删补名医方论》：肺痈喘不得卧及水饮攻肺喘急者，方中独用葶苈之苦，先泻肺中之水气，佐大枣恐苦甚伤胃也。

膈下逐瘀汤

【来源】《医林改错》卷上

【组成】 灵脂6克（炒），当归9克，川芎6克，桃仁9克（研泥），丹皮6克，赤芍6克，乌药6克，玄胡索3克，甘草9克，香附4.5克，红花9克，枳壳4.5克。

【用法】 水煎服，病轻者少服，病重者多服，病去药止。

【功用】 活血祛瘀，行气止痛。

【主治】 瘀血内停证，膈下瘀阻气滞，形成痞块，痛处不移，卧则腹坠，肾泻久泻。

【方解】 方中当归、川芎、赤芍养血活血，与逐瘀药同用，可使瘀血祛而不伤阴血；丹皮清热凉血，活血化瘀；桃仁、红花、灵脂破血逐瘀，以消积块，配香附、乌药、枳壳、元胡行气止痛，尤其川芎不仅养血活血，更能行血中之气，增强逐瘀之力，甘草调和诸药。全方以逐瘀活血和行气药物居多，使气行血行，更好发挥其活血逐瘀、破癥消结之力。

【临床应用】

1. 用方要点：瘀在膈下，形成积块；或小儿痞块；或肚腹疼痛，痛处不移，或卧侧腹坠有物者。

2. 现代应用：现代常用于治疗慢性活动性肝炎、血卟啉病、糖尿病、宫外孕、不孕症等属血瘀气滞者。

附录三　方剂索引

主要参考书目

南京中医学院医经教研组. 难经译释 [M]. 上海：上海科技出版社，1980

山西省中医研究院. 医林改错评注 [M]. 北京：人民卫生出版社，1976

李中梓. 医宗必读 [M]. 上海：上海卫生出版社，1957

成都中医学院. 实用中医学 [M]. 四川：四川人民出版社，1978

上海中医学院. 中医内科学讲义 [M]. 北京：人民卫生出版社，1962

成都中医学院. 中医学基础 [M]. 四川：四川人民出版社，1973

黄自立. 中医古籍医论荟萃 [M]. 汕头：汕头大学出版社，2003

李经纬. 中医大辞典 [M]. 北京：人民卫生出版社，1995

邓中甲. 方剂学（新世纪第二版）[M]. 北京：中国中医药出版社，2010

高学敏. 中药学（新世纪第二版）[M]. 北京：中国中医药出版社，2010